Die Dinge

sind

nicht

immer,

was sie

zu sein

scheinen …

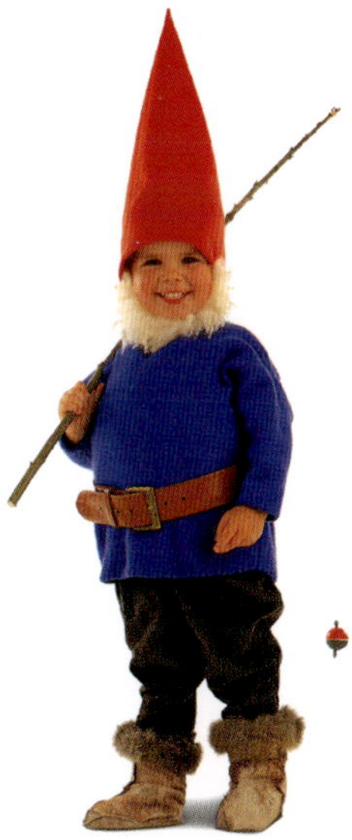

Anne Geddes

Drunten im Garten

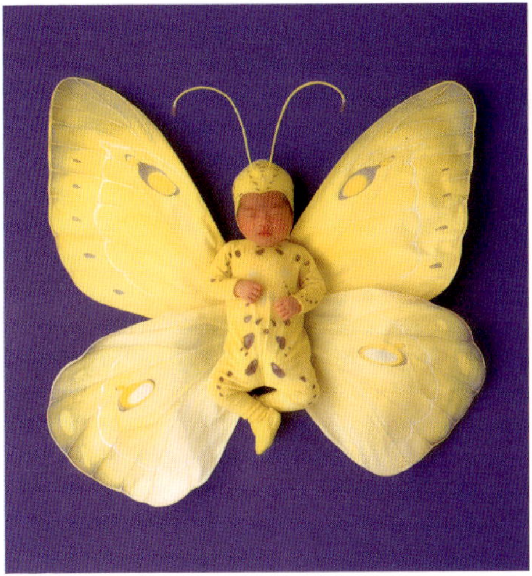

Collection Rolf Heyne

ANNE GEDDES®

Titel der Originalausgabe:
DOWN IN THE GARDEN
Ins Deutsche übertragen von Molly Blum

1. Auflage 2004

Die englischsprachige Originalausgabe erschien
1996 bei Hodder Moa Beckett.

Die vorliegende Ausgabe erschien erstmals 2003 bei
Photogenique Publishers (a division of Hodder Moa Beckett),
4 Whetu Place, Mairangi Bay, Auckland, New Zealand.

Buchidee, Fotos und Projektleitung: Jane Seabrook
Produced by Kel Geddes
Herstellungsleitung: Relda Gilbert
Styling und Kostüme: Dawn McGowan
Reproduktion: Image Centre
Satz, Redaktion und Umschlagbearbeitung der
vorliegenden Ausgabe: bookwise gmbh, München
Printed in Hong Kong by Midas Printing Limited

ISBN 3-89910-235-5

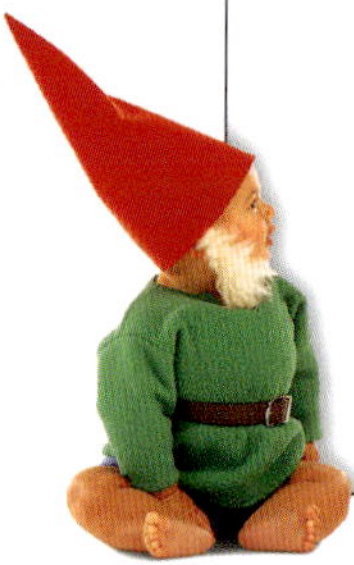

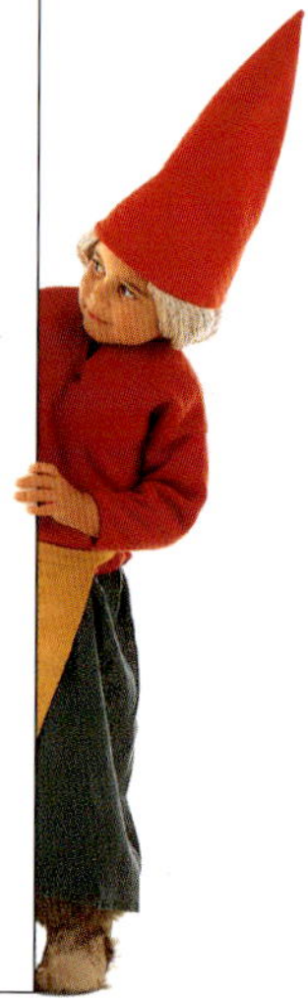

So viele Babys und Kleinkinder (das jüngste von ihnen gerade zwei Tage alt) haben mir im Laufe der letzten zwei Jahre geholfen, dieses Buch entstehen zu lassen. Mit ihrem ganz eigenen, besonderen Charme haben sie es ohne Mühe geschafft, meine Marienkäfer, Hummeln, Igel, Regenwürmer und noch viele andere Gartenbewohner zum Leben zu erwecken. *Jedem* von ihnen gilt mein herzlicher Dank.

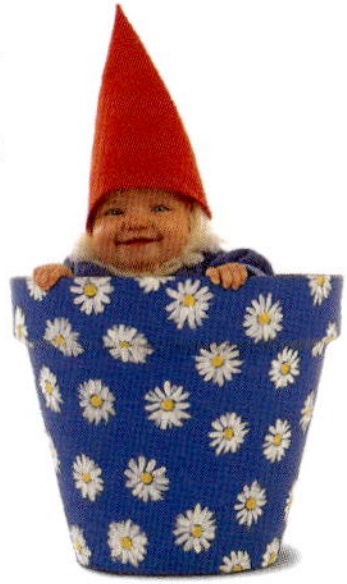

Danke…

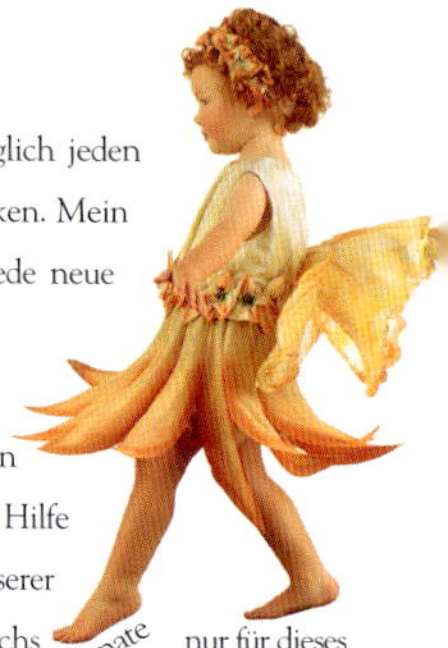

An der Entstehung dieses Buches waren viele Menschen beteiligt, und obwohl ich unmöglich jeden Einzelnen hier erwähnen kann, wissen sie doch, wen ich meine, und ich möchte ihnen allen danken. Mein besonderer Dank gilt dem Team, mit dem ich arbeite, da dies ein gewaltiges Vorhaben war. Jede neue Herausforderung haben meine Mitarbeiter begrüßt, egal, wie viel Arbeit damit verbunden war.

Natalie Torrens, meine Studioleiterin, hat mir zusammen mit meiner Assistentin Emma Gee unschätzbare Hilfe geleistet, indem sie Babys besorgte und bei den Aufnahmen half. Dawn McGowan hat mit ihren Sets und Kostümen mal wieder Wunder vollbracht, und immer wenn ich mehr Hilfe brauchte, war sie bereit, zuzupacken. Koordiniert wurde das Projekt von Relda Gilbert, unserer Aufnahme- und Technikexpertin. Jane Seabrook, unsere Designerin, hat, wie sie sagt, die letzten sechs Monate nur für dieses Buch »gelebt« – vielen Dank, Jane, für deinen einzigartigen Einsatz und deine herrlichen Aquarelle, natürlich auch für die Bodenillustration von »Peggys Regenwurmfarm«. Die anderen Mitglieder des Teams – Rebecca Swan (Schwarzweißabzüge), Andrea Pickett (Management) und Megan Daggar (Produktionsassistentin) – haben alle auf ihre Weise einen wertvollen Beitrag zur Entstehung dieses Buches geleistet.

Mein Dank gilt auch Terry McGrath für seine Freundschaft, finanzielle Beratung und seine Ermutigung zu all unseren Plänen, ferner Geoff Blackwell von Hodder Moa Beckett, dass er uns einfach machen ließ und unserem Urteil vertraute.

Danken möchte ich auch dem Image Centre (Reproduktion), Image Design (Satz), Graeme Smallfield (Zusammenstellung der Blumenbilder), Giselher Hagen (Hintergrundgestaltung), Gary Hunt, Jeff und Cecilia Kai-Fong, Mike Dowdall und Vicky Smuthers in San Francisco, Alistair Boot, Ron Simmonds, Lou Thackray, Glenis Foster (Märchenkostüme), Carol Rogers (Teddybärkostüme), Zita und Bob Allinson, Ivan Crowther und Jennifer Cook. Die Blumentöpfe wurden bemalt von Bev Goodwin, Grant Whibley, Sarah Cundy, Kirin Brock, Miriam Harris, Rebecca Gill und Anna Carlton. Sehr dankbar sind Natalie und ich auch den Hebammen Cindy Haliburton, Ruth Davidson und Rosemary Trethowen, ferner den Zwillings-Clubs in Auckland für ihre Hilfe bei der Suche nach Babys. Die Gartentipps in diesem Buch beruhen auf meinen eigenen Kenntnissen und denen von Kel Geddes, Kirsten Warner, Natalie Torrens, Jane Seabrook, Relda Gilbert und verschiedenen »Gast-Experten«. Der geneigte Leser sollte sie mit Vorsicht genießen! Und schließlich (aber am herzlichsten) möchte ich Kel danken, dieser unerschöpflichen Quelle von Ermutigung, Liebe und Unterstützung, diesem wunderbaren Resonanzboden für Ideen, der ebenso wie ich an Elfen und Feen glaubt und meine Pläne zu diesem Projekt von Anfang an verfolgte – du sagtest immer, meine Zeit werde kommen … Tausend Dank für alles!

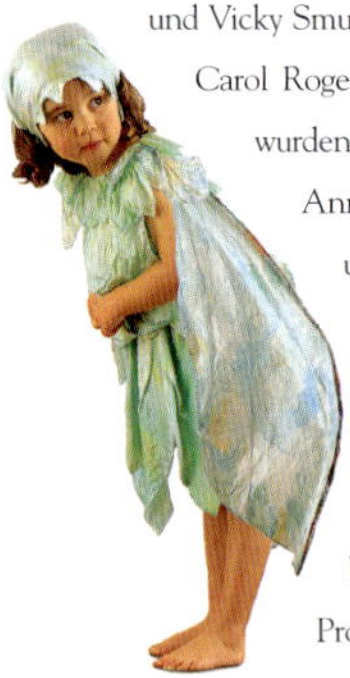

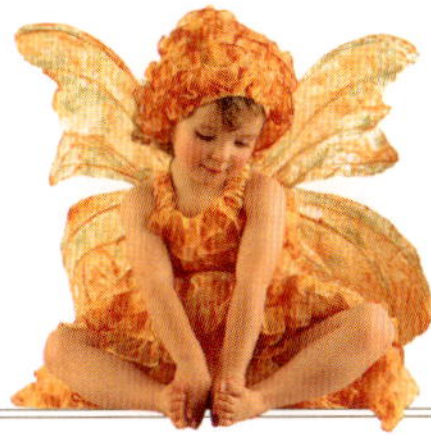

Für Kel, Stephanie & Kelly,

und für

Trena & Renée

wie immer ...

Die Tatsache, dass ich vorhatte, ein Buch über »Gartenarbeit« zu machen, hat meine Familie und meine Freunde im Laufe der letzten zwei Jahre immer wieder aufs Neue amüsiert, denn sie wissen, wie ich wirklich zur Plackerei im Garten stehe, und dachten, ich wäre nicht mutig genug, es hier zuzugeben.

Doch ich weiß, wie ich bin. Ich habe zwar keine Lust, Stunden um Stunden im Garten zu arbeiten, aber ich genieße es, Stunden um Stunden im Garten zu verbringen und mir vorzustellen, was dort geschehen könnte. Daher die Idee zu diesem Buch, die mir ursprünglich wegen meiner Liebe zu schönen Blumen und, natürlich, kleinen menschlichen Wesen kam! Nicht dass ich die Vorzüge eines heiß geliebten und gepflegten Gartens nicht zu schätzen wüsste (ich wünschte, ich hätte selber einen), aber ich habe nicht den Wunsch, hinauszugehen und ihn selbst zu beackern!

Während der Arbeit an diesem Buch habe ich glücklicherweise viele engagierte Gartenliebhaber kennen gelernt, die mir ihre Zeit schenkten und mich großzügig mit Rat, Anekdoten und Blumen versorgten. Besonders möchte ich Rhys und Mrs. Jones danken (neben anderen eindruckvollen gärtnerischen Leistungen züchten sie Riesenkürbisse), die immer für uns da waren, wenn wir zu ihnen kamen, und die uns alles Mögliche für dieses Buch lieferten und uns hin und wieder auf eine Tasse Tee einluden.

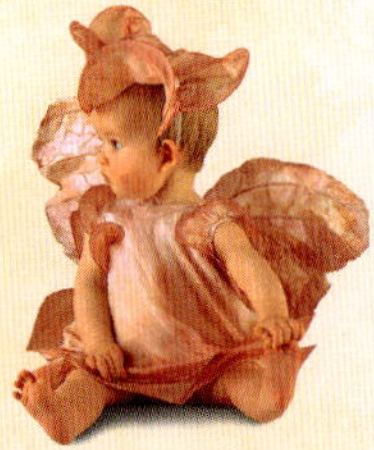

Wenn ich ein einziges Bild aus diesem Buch auszuwählen hätte, dann würde ich mich wohl für »Peggys Regenwurmfarm« entscheiden. Über einen Zeitraum von sechs Monaten kamen 55 Neugeborene ins Studio, und ich fotografierte jedes einzelne von ihnen in seinem Kostümchen (von meinem Posten oben an der Zimmerdecke). Nachdem es sich einmal herumgesprochen hatte, riefen von überall Leute mit Neugeborenen an, und es gab nicht eines, das wir nicht in das Bild aufgenommen haben. Viele von ihnen schliefen während des gesamten Aufenthalts im Studio. Enttäuscht war ich nur, dass nicht eines während der Aufnahmen gähnte. Ich hätte so gerne wenigstens ein gähnendes »Würmchen« gehabt!

Viele der kleinen afroamerikanischen Hummeln und Marienkäfer wurden in einem Studio in San Francisco fotografiert, ebenso einige Bären aus dem »Teddybären-Picknick«, eine Osterglocke und einige der Gänseblümchen auf der Wiese, da ich dieses Buch unbedingt multikulturell gestalten wollte und es hier in Neuseeland schwer ist, Babys vieler verschiedener Nationalitäten zu finden.

Ich werde häufig gefragt, warum ich so oft Babys fotografiere und woher meine Ideen kommen. Für mich sind Babys einfach eine Inspiration, und ich kann mir ein Leben als Fotografin, ohne dass sie eine größere Rolle darin spielen, nicht vorstellen. Wo diese spezielle Begeisterung für Babys herkommt, kann ich nicht sagen, ich habe selbst nach einer Erklärung dafür gesucht. Ich weiß nur, dass jedes für sich ein vollkommenes menschliches Wesen ist und dass wir uns Zeit nehmen sollten, sie zu umhegen, vor allem wenn sie klein sind.

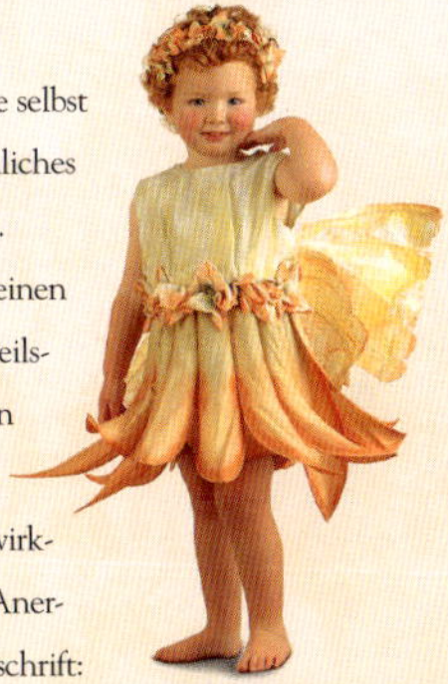

Ich hoffe, dass meine Fotos zum Ausdruck bringen, wie schön und bezaubernd ich die Kleinen finde. Wir Erwachsenen sollten gelegentlich innehalten, um uns selbst und unser Leben vorurteilslos und mit einem Sinn für Humor zu betrachten und um wieder die einfachen Dinge im Leben schätzen zu lernen, die oftmals die wichtigsten sind.

Auf indirekte Art ist dies Buch eine Huldigung an die Mütter. Die meisten Mütter sind wirklich toll. Sie leisten großartige Arbeit, und das oft unter schwierigsten Umständen und wenig Anerkennung von Seiten der Gesellschaft. Kürzlich las ich eine wunderbare Erklärung in einer Zeitschrift: »Die Entscheidung, ein Kind zu bekommen, setzt ein Einverständnis damit voraus, dass das eigene Herz fortan immer außerhalb von einem selbst herumvagabundiert.«*[1] Ich habe Tag für Tag mit vielen Müttern zu tun, und sie alle verdienen viel Bewunderung, weil sie so etwas Besonderes sind. Eine entzückende Dame namens Peggy Fleming, die mal in unserem Nachbarhaus wohnte, hat unserer ältesten (damals zweijährigen) Tochter erzählt, wenn es regne, kämen die Elfen mit kleinen Handtüchern heraus auf die Blätter, um zu duschen, weil das für sie die einzige Möglichkeit sei zu baden. Wenn Sie das nächste Mal bei Regen aus dem Fenster sehen und ganz genau und mit den Augen eines Kindes hinschauen, werden Sie die Elfen bestimmt sehen. Kinder können noch an etwas glauben, und einige von uns hatten das Glück, zu Erwachsenen heranzureifen, ohne die Fähigkeit zu verlieren, mit den Augen eines Kindes zu sehen.

Während ich an diesem Buch arbeitete, erzählte mir jemand davon, gelesen zu haben, dass Feen ständig mit kleinen Kindern in Verbindung stehen. Was für eine herrliche Vorstellung! Wenn Sie nicht an Feen und Elfen glauben, werden Sie vermutlich vieles, was Sie in diesem Buch sehen, nicht für wahr halten, aber für Menschen, die nicht an Wunder glauben, wurde dieses Buch auch nicht produziert.

Dieses Buch ist reine Phantasie. Egal, wie alt Sie sind, ich hoffe, dass Ihre Freude bei der Lektüre ebenso groß ist, wie meine es war bei seiner Entstehung, dass Sie ferner meine Gartentipps nicht zu ernst nehmen und dass Sie am Ende des Buches Gärten (und das Leben!) in einem neuen Licht sehen. Vor allem aber viel Spaß!

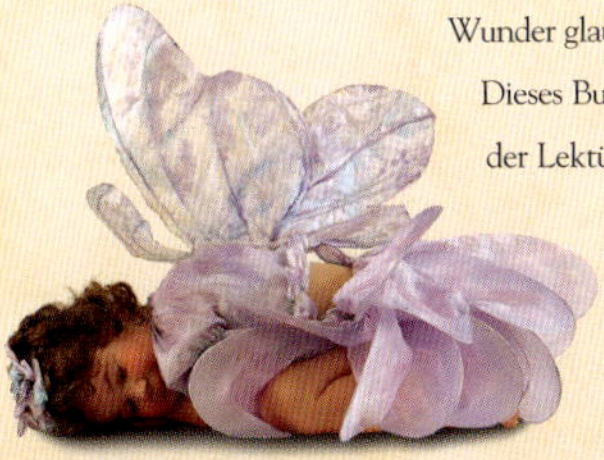

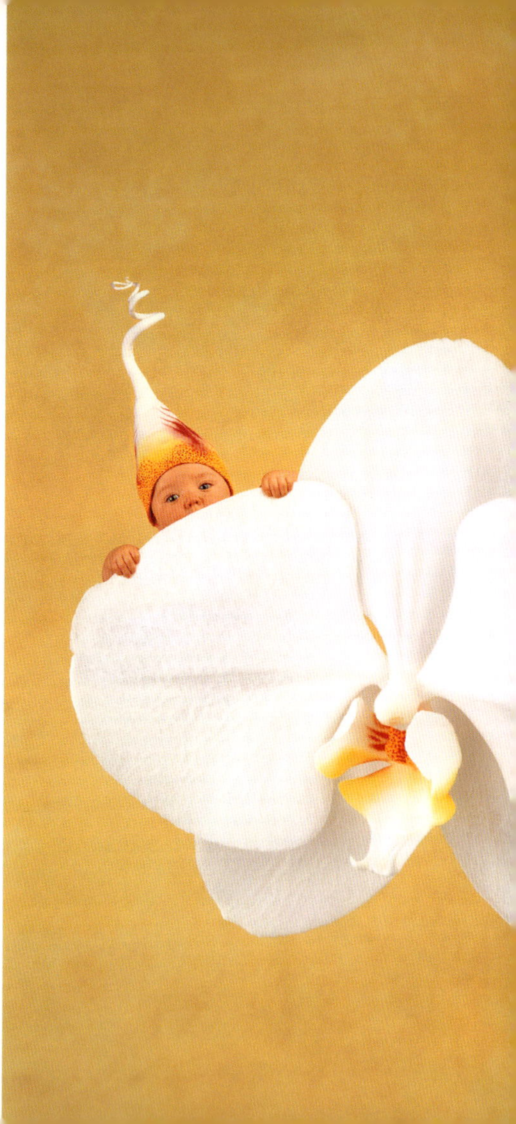

Malayenorchidee-Drillinge: Alesha, Chantelle und Kailee

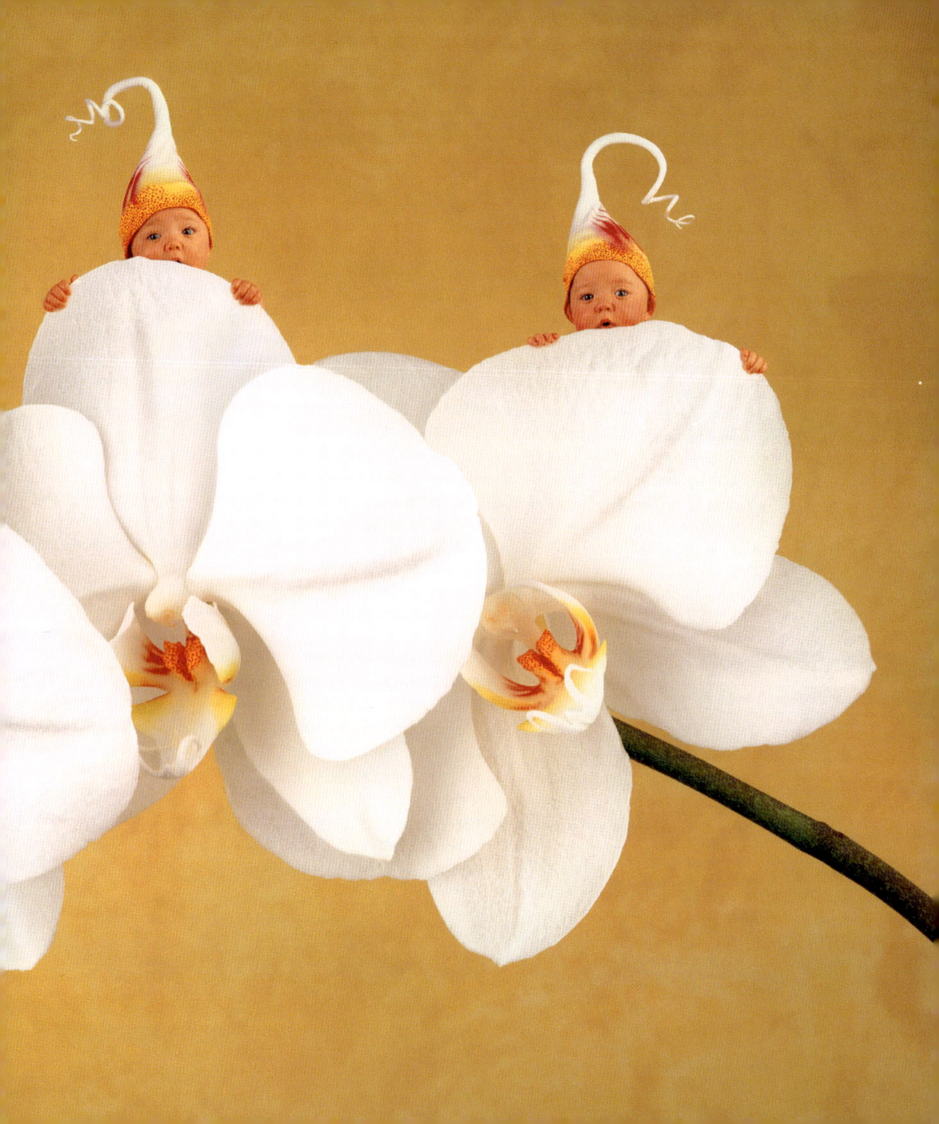

In einem Garten

kann man nichts

beschleunigen …

… alles wächst

in seinem

eigenen T e m p o.

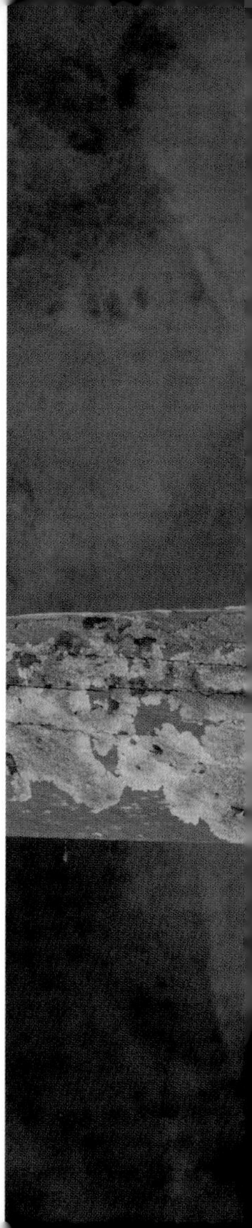

Schnecke: Julia

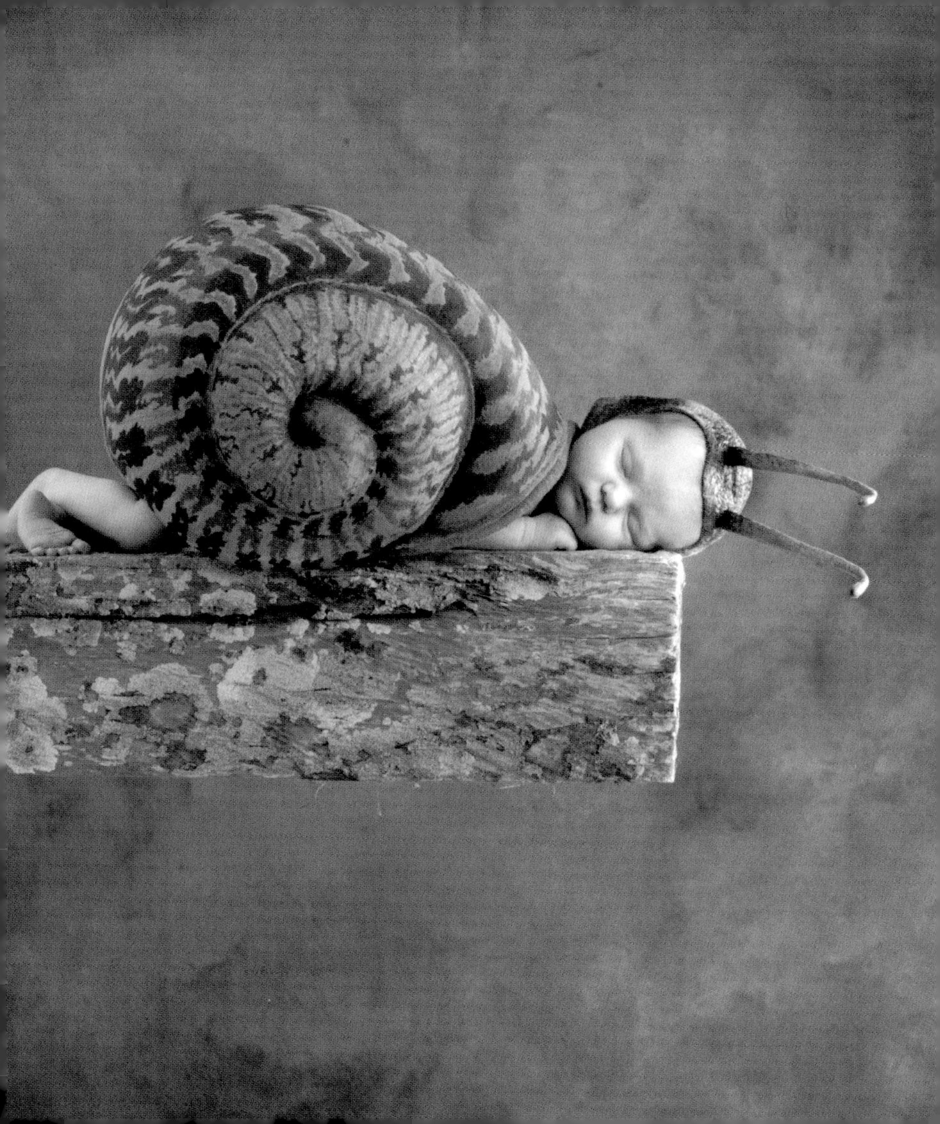

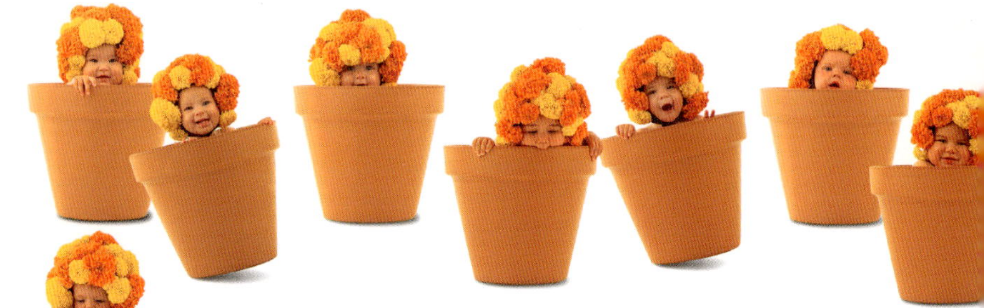

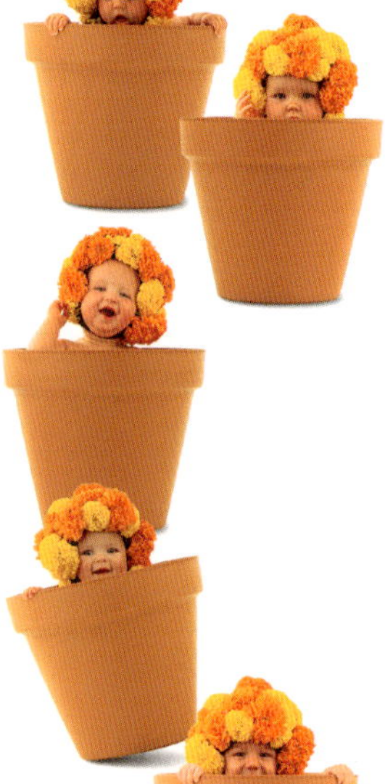

Ringelblumen sind lustig

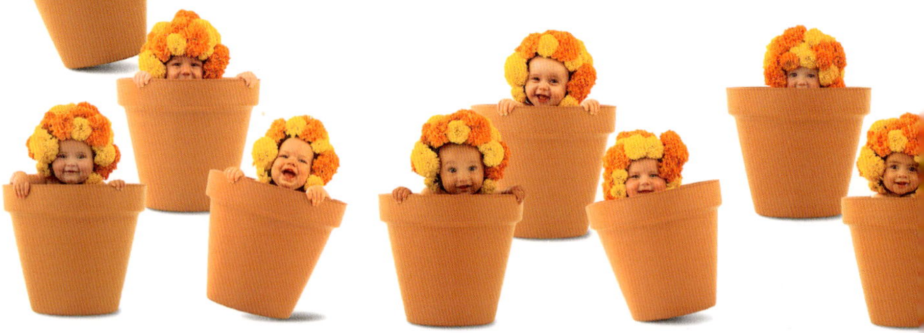

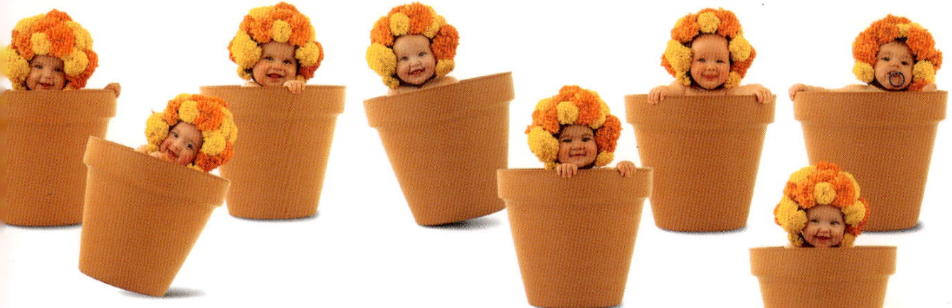

Pflänzchen…

meistens
jedenfalls.

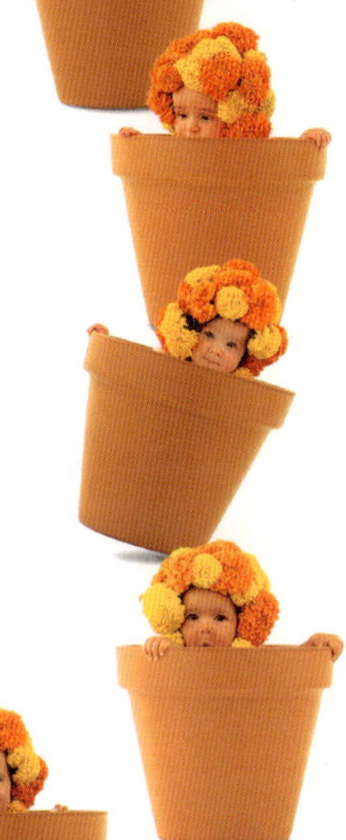

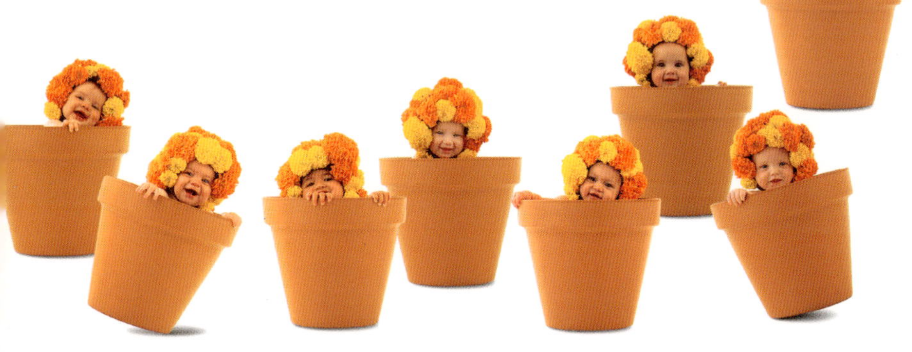

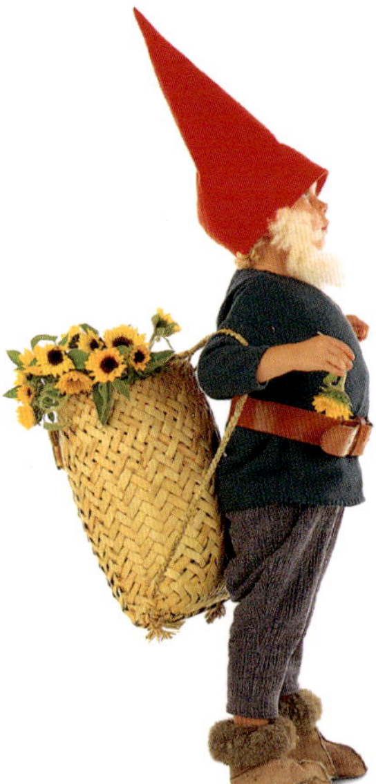

Zwerg: Levi   Schlafende Elfe: Erin

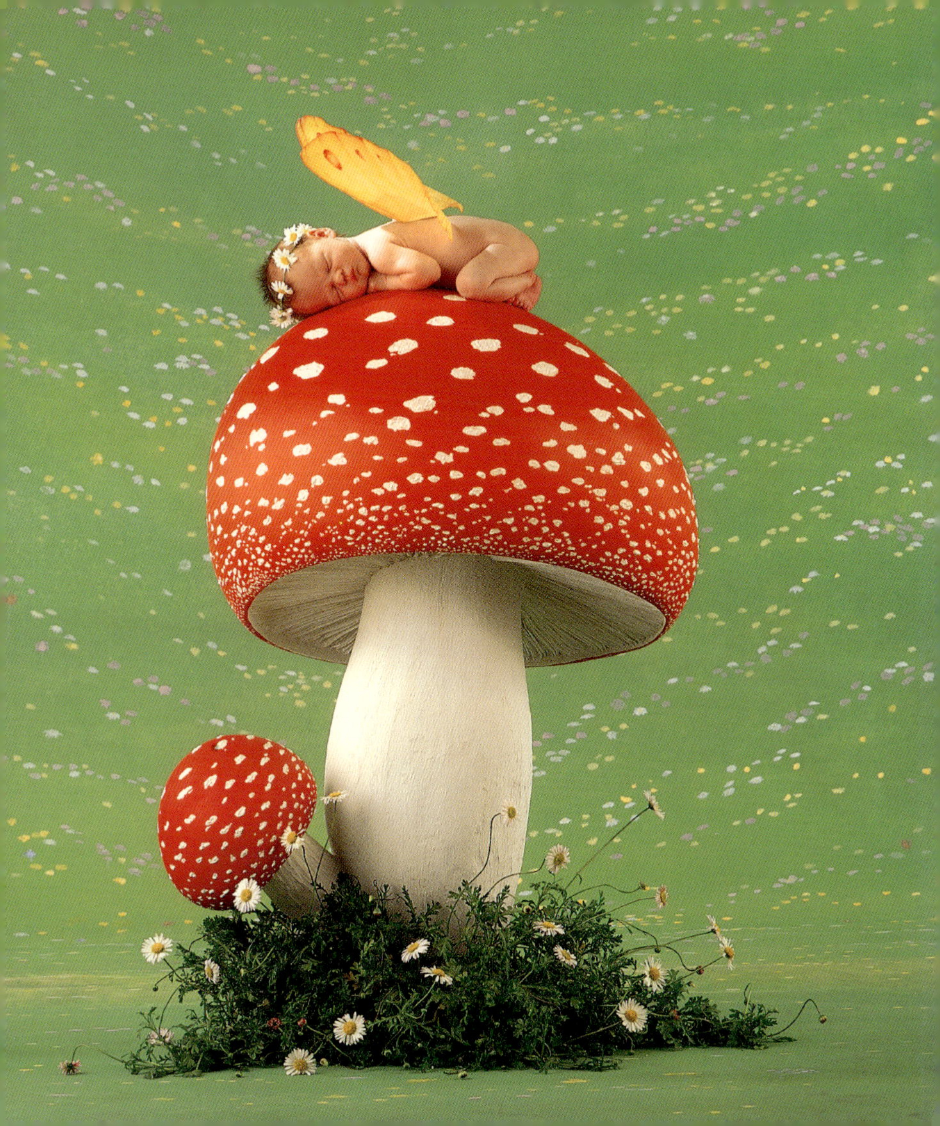

Je

ÄLTER

Stiefel

werden,

desto

bequemer

sind

sie.

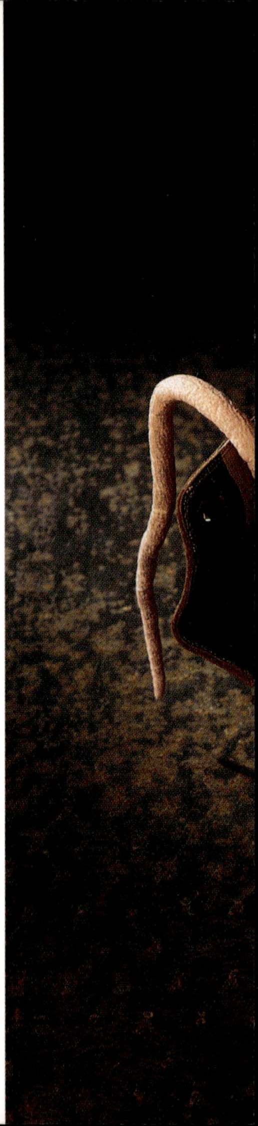

Feldmäuse: die Zwillinge Mitchell und Taylor

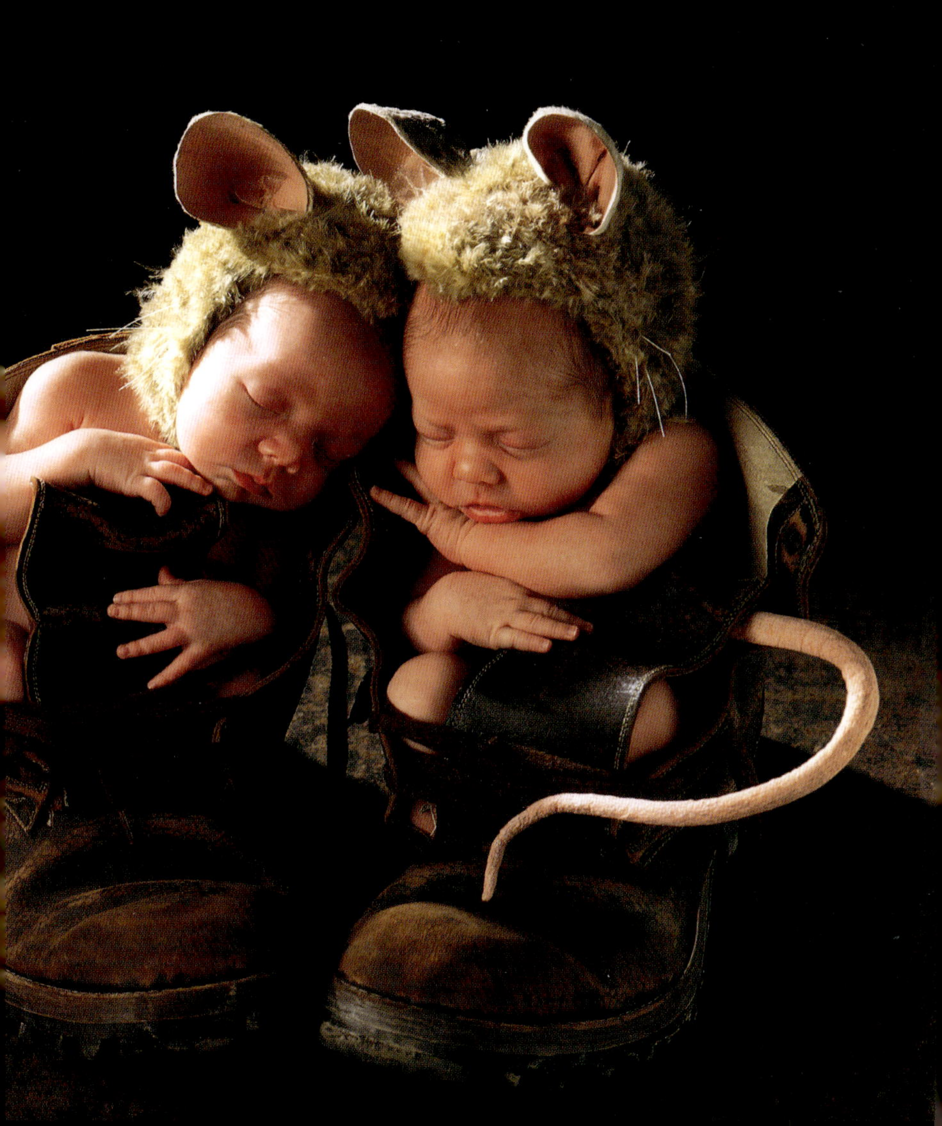

Du

bist,

was

du

isst …

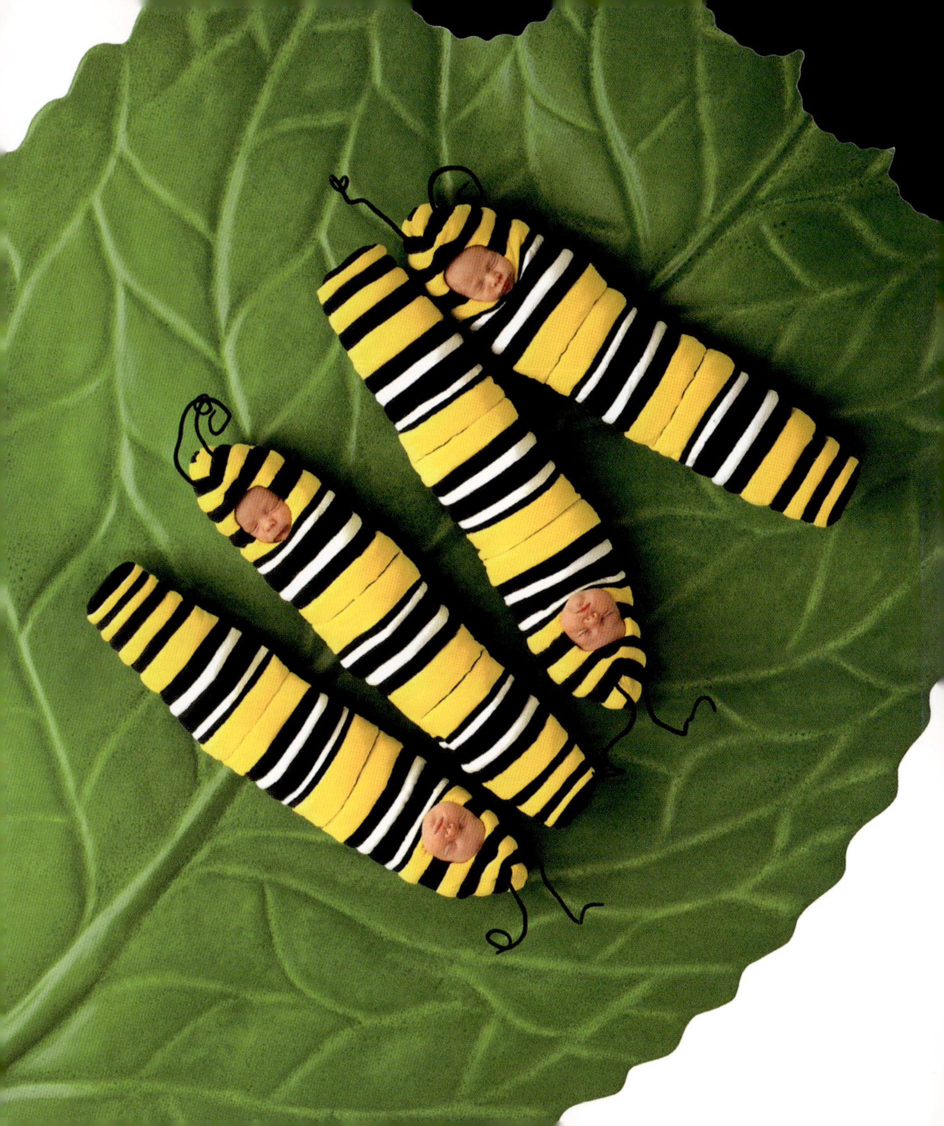

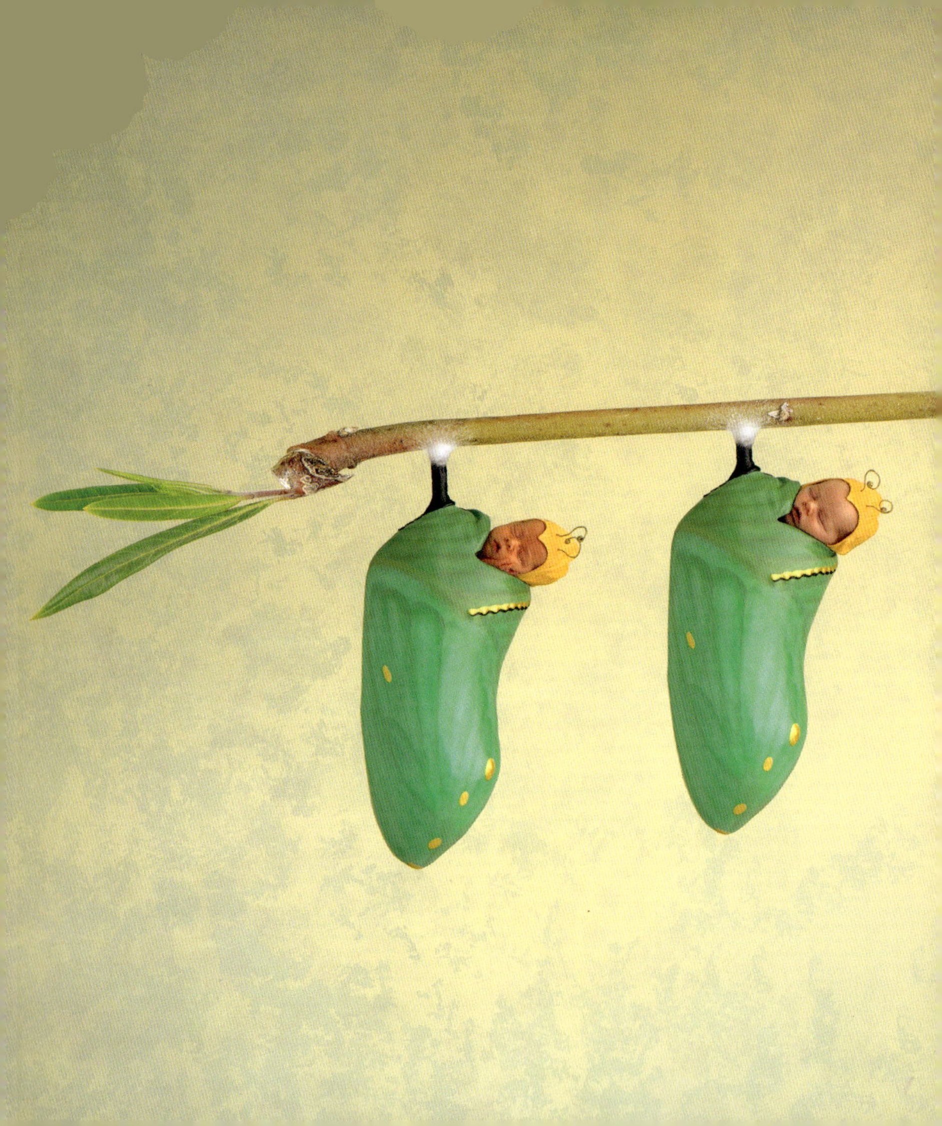

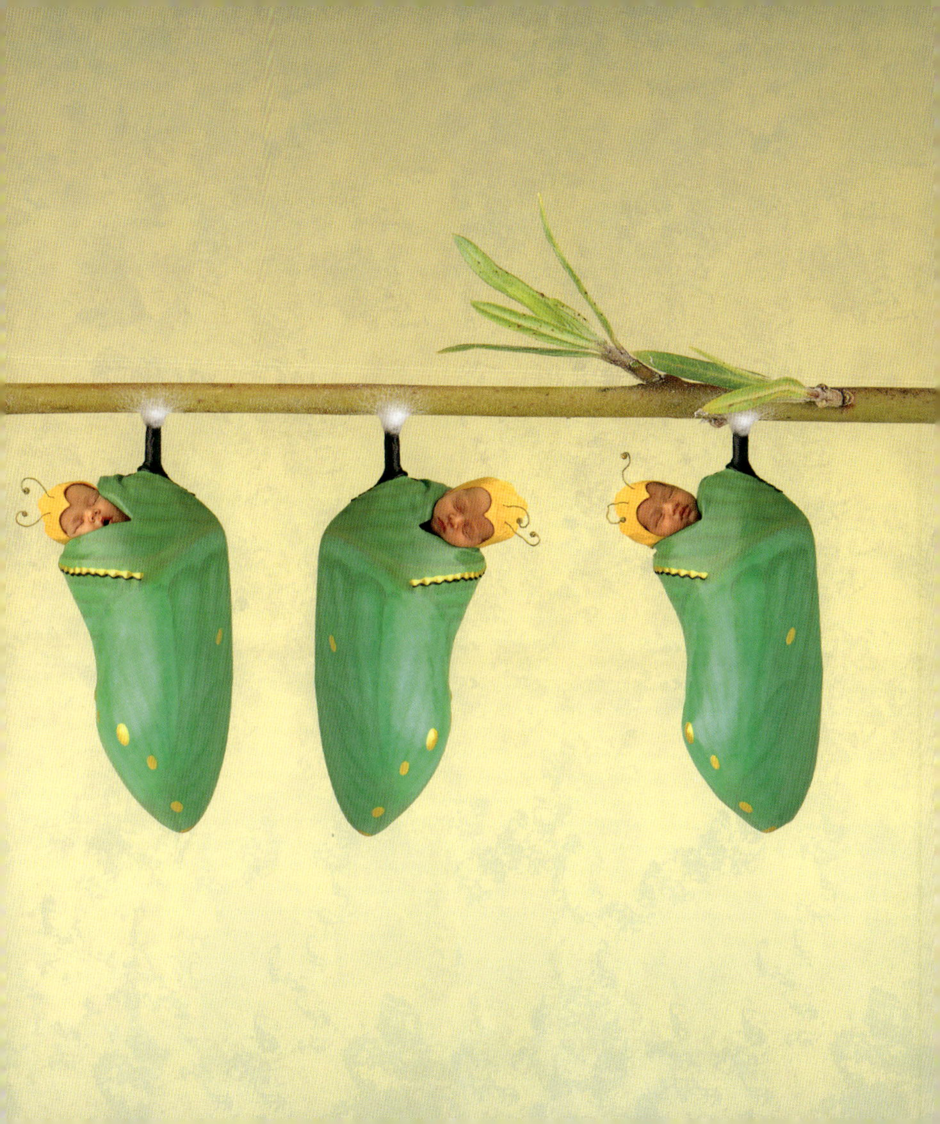

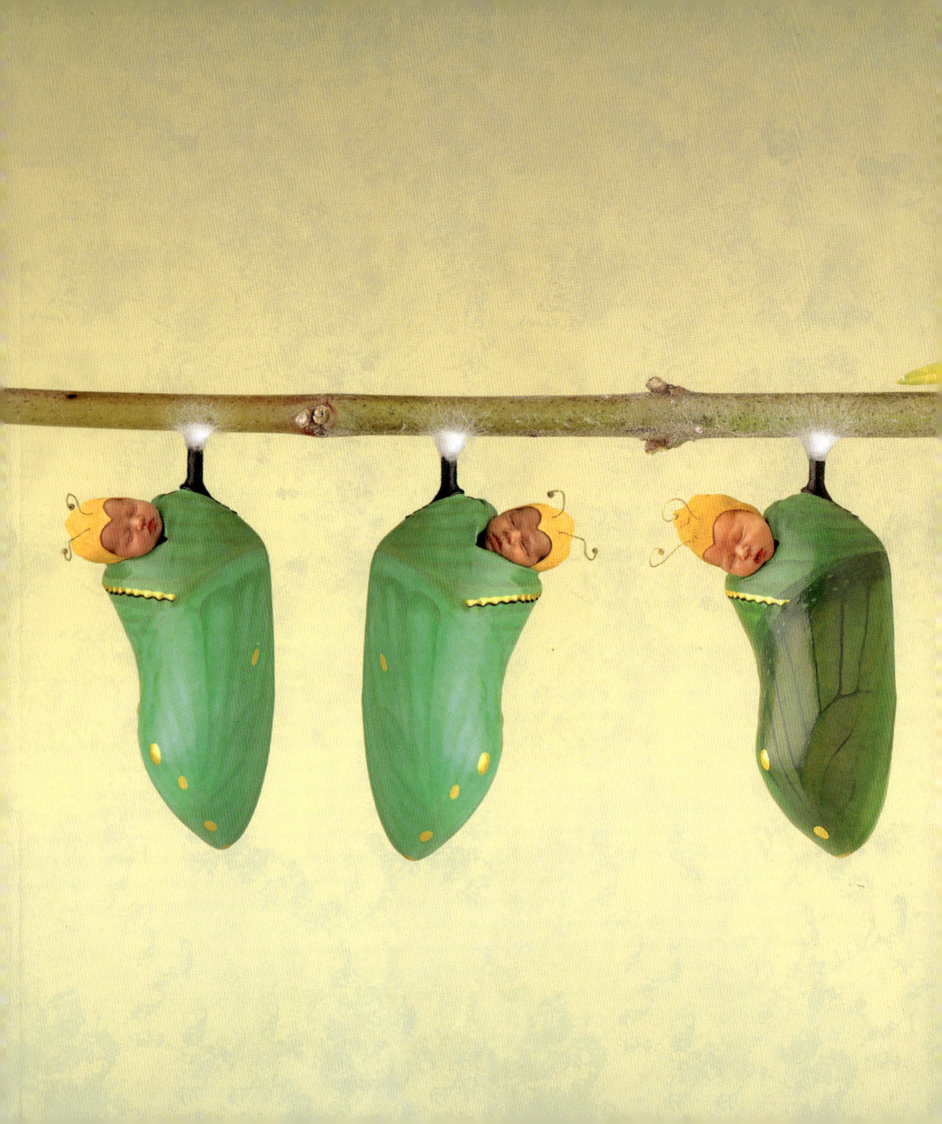

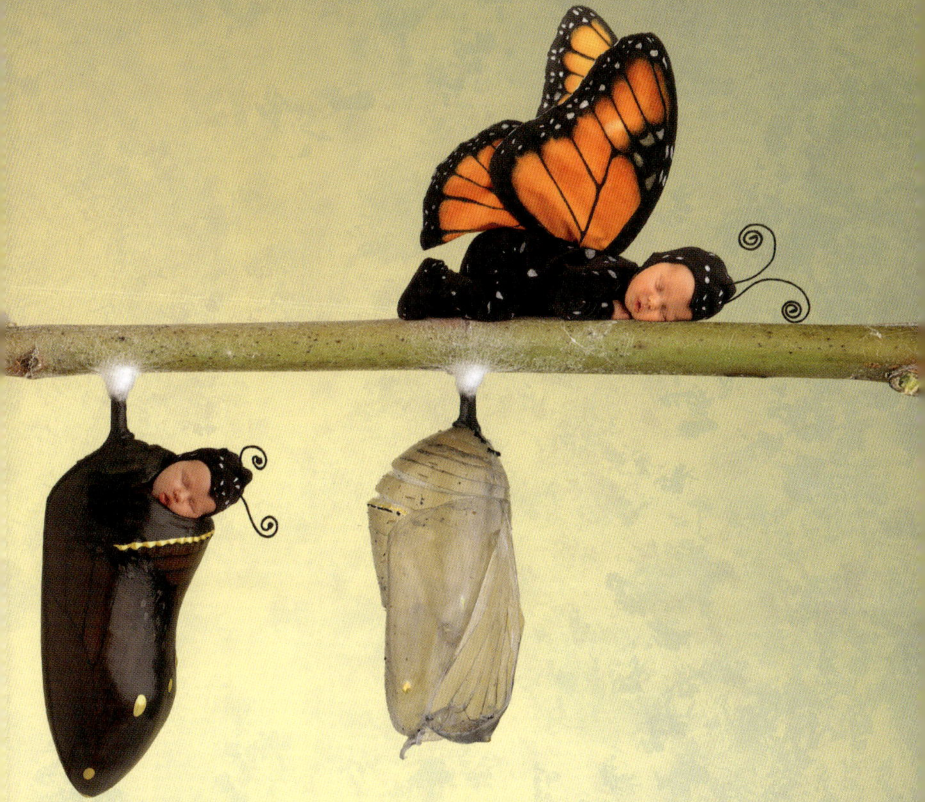

Gut Ding will Weile haben ...

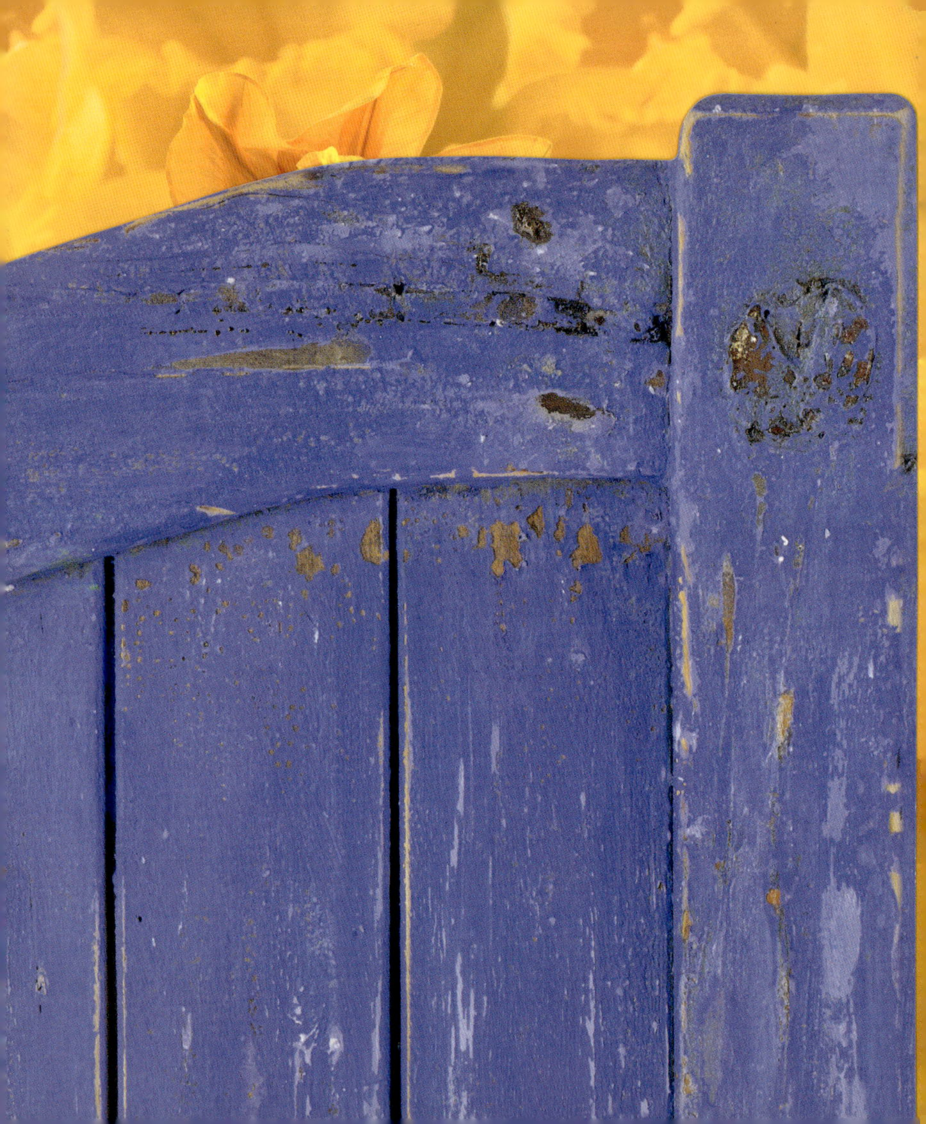

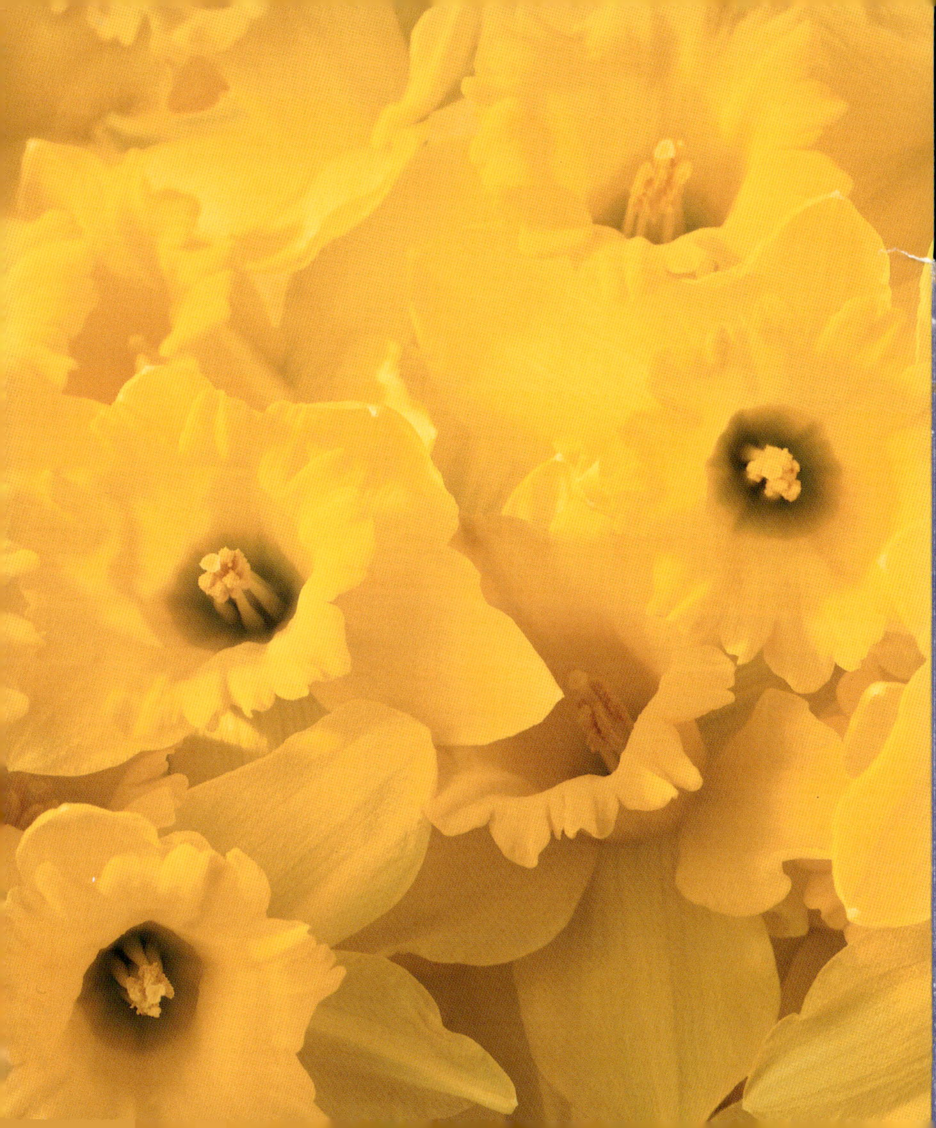
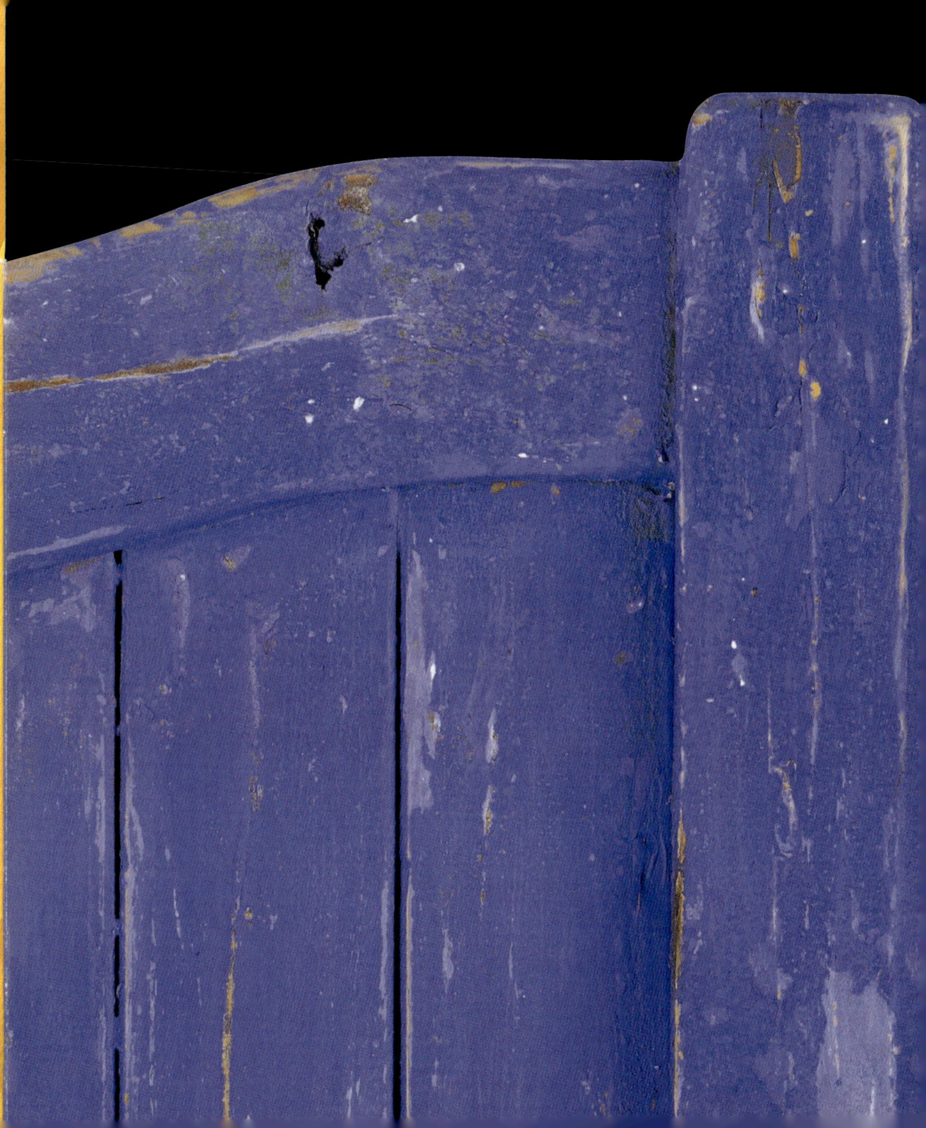

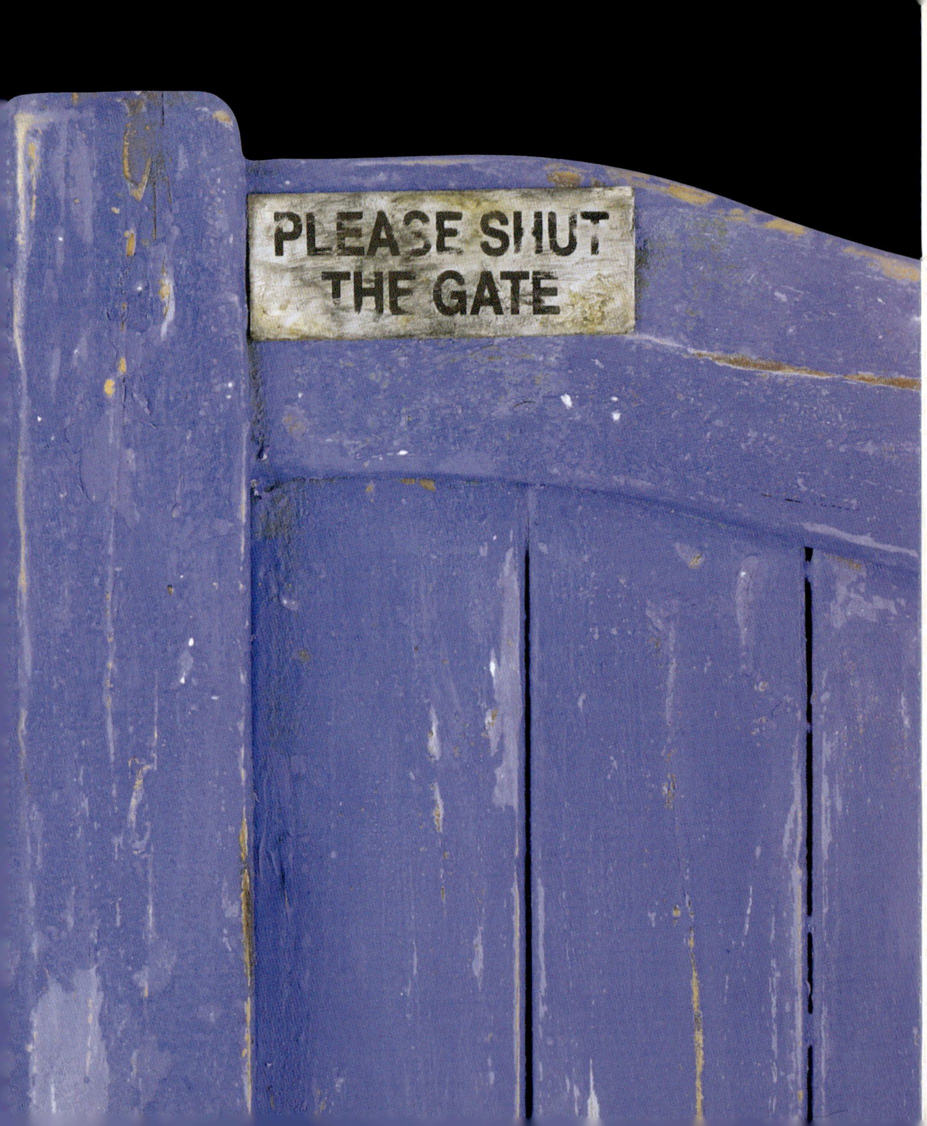

Bist du

sicher,

dass das

Blattläuse

auf deinen

Rosen

sind?

Blattläuse: Callum und Sam

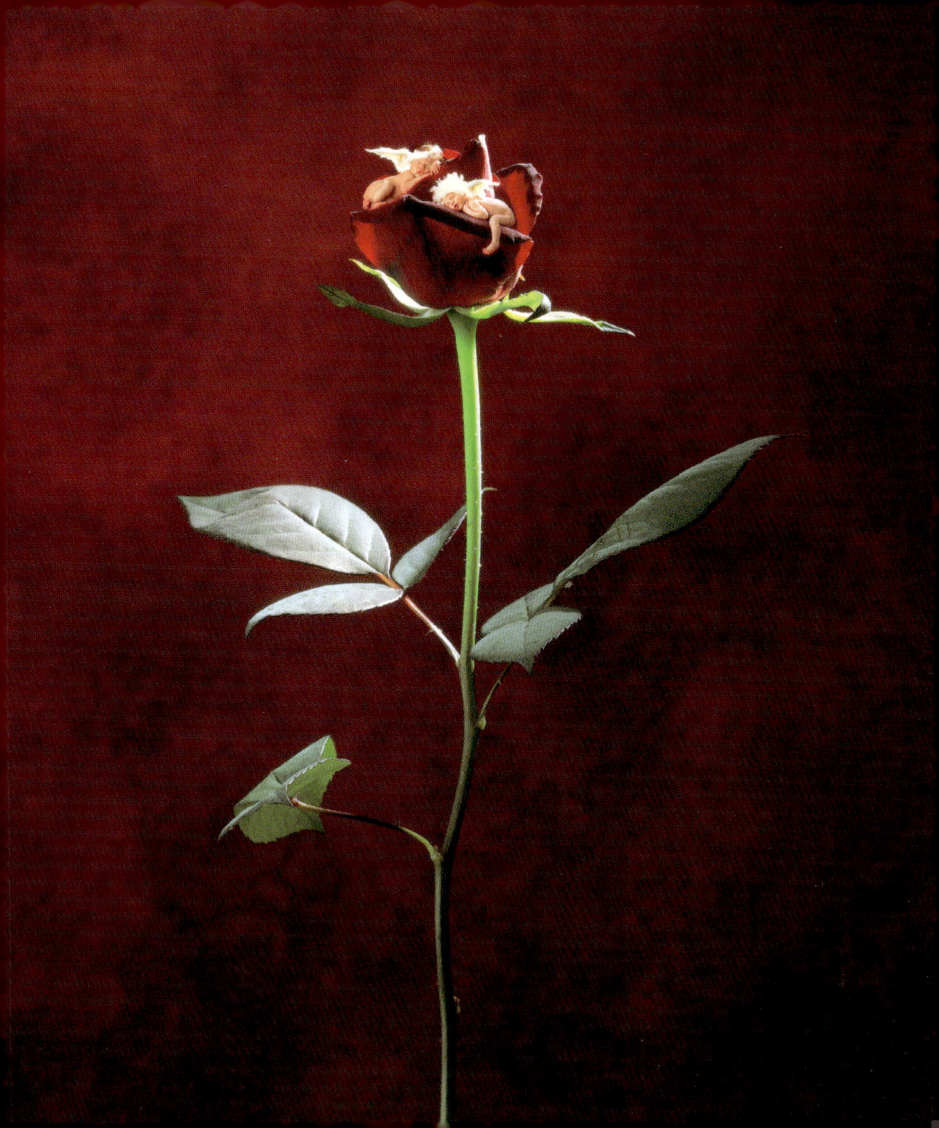

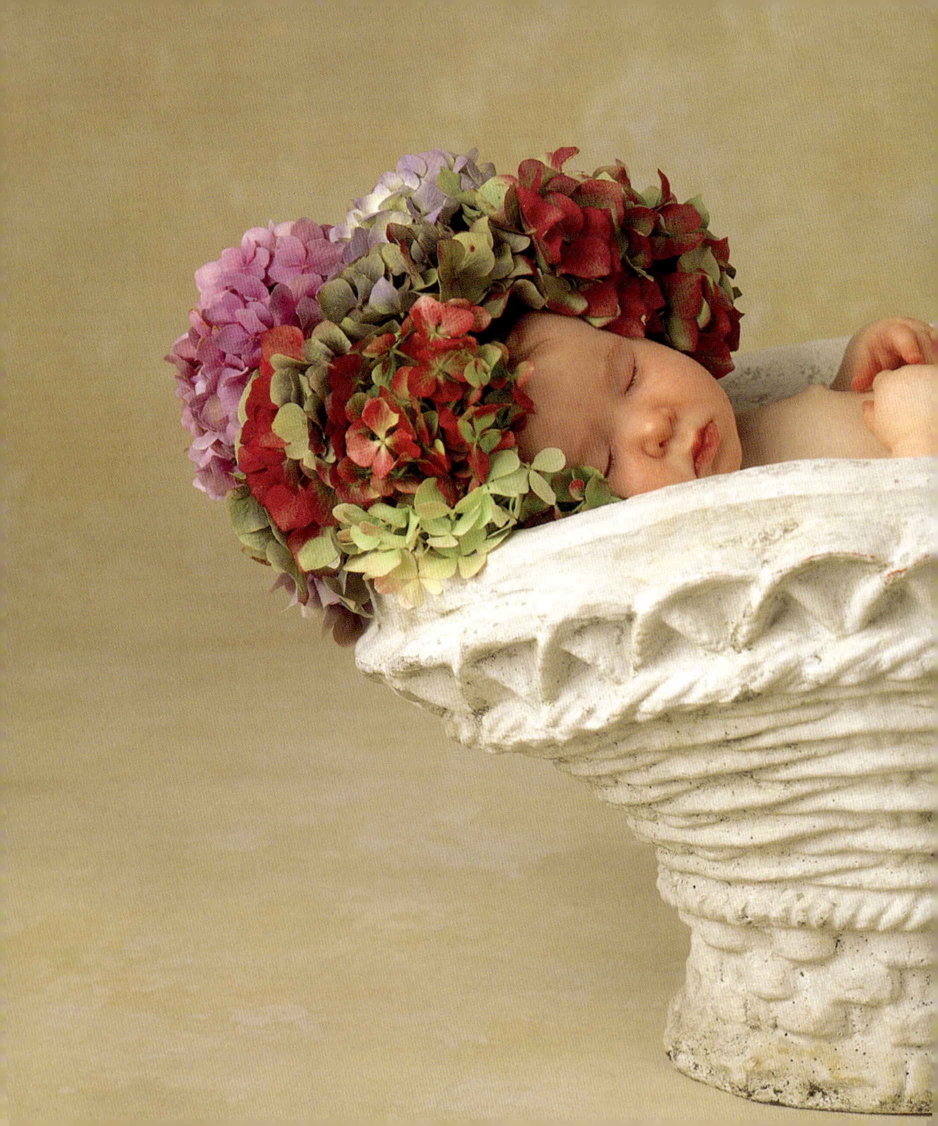

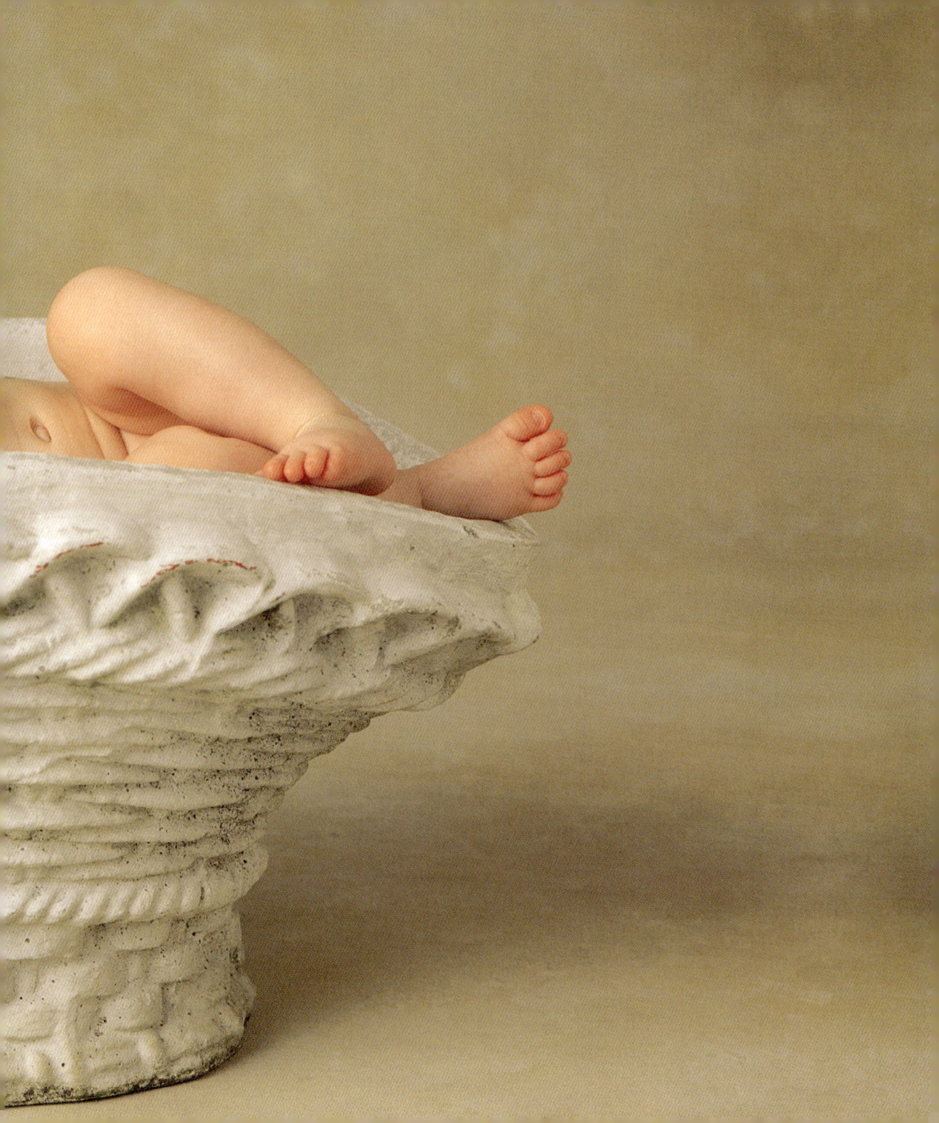

Die SCHÖNSTEN
B l u m e n
bekommt man oft
u n e r w a r t e t .

Vorhergehende Seite: Monica   Gegenüber: Christopher

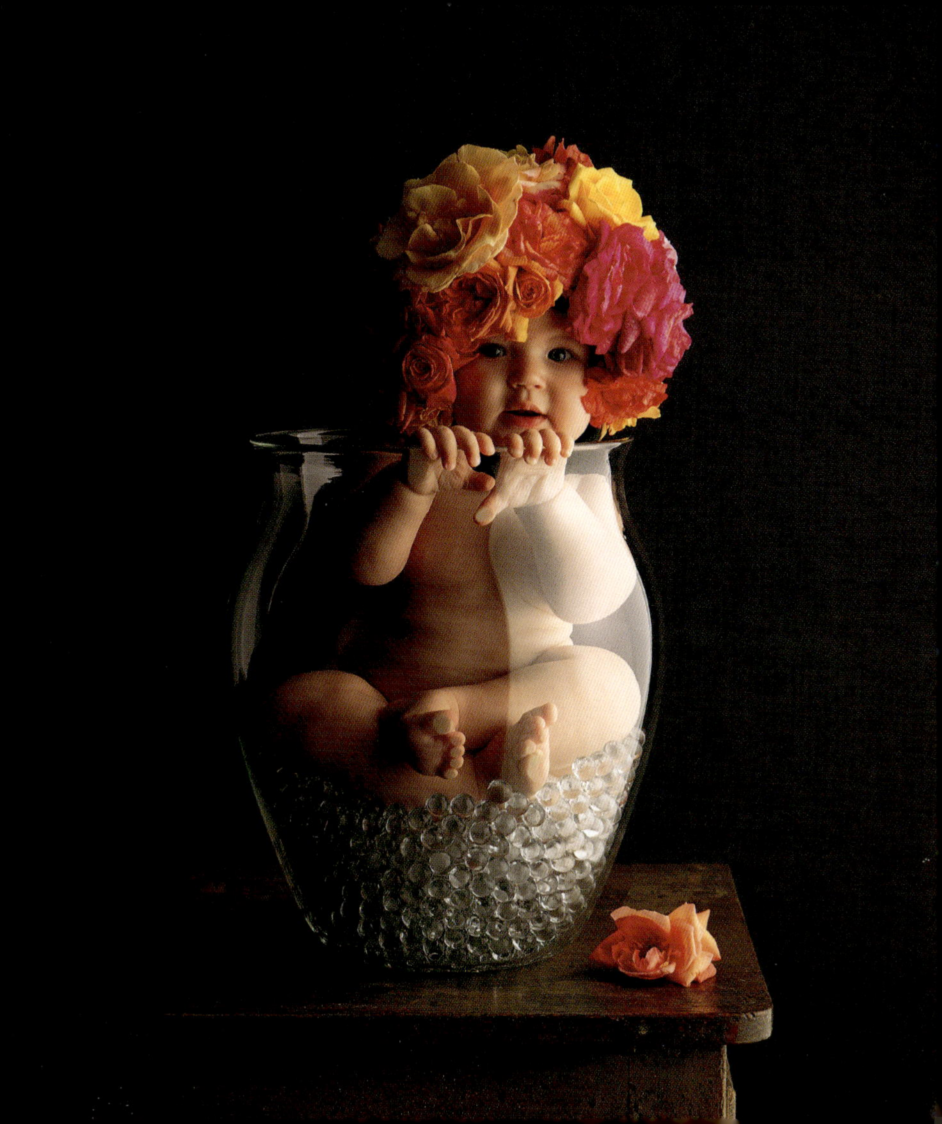

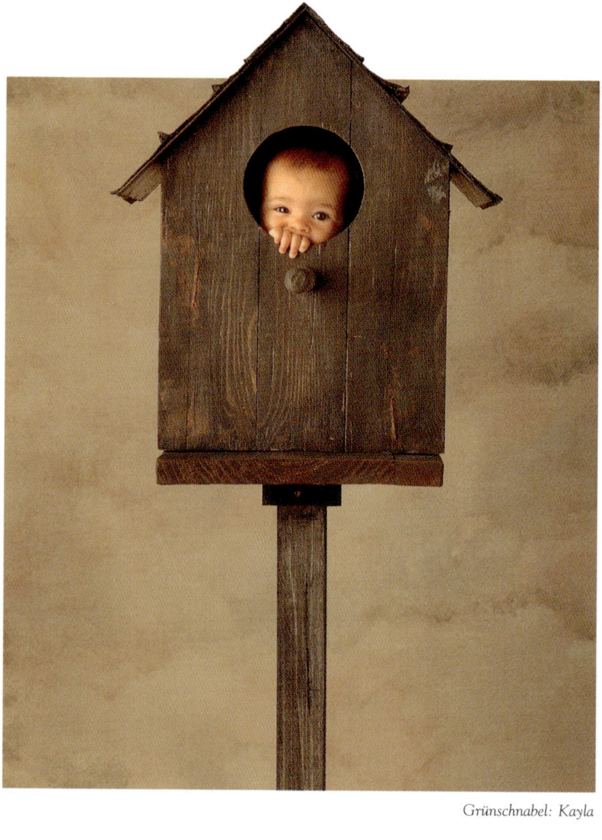

Grünschnabel: *Kayla*

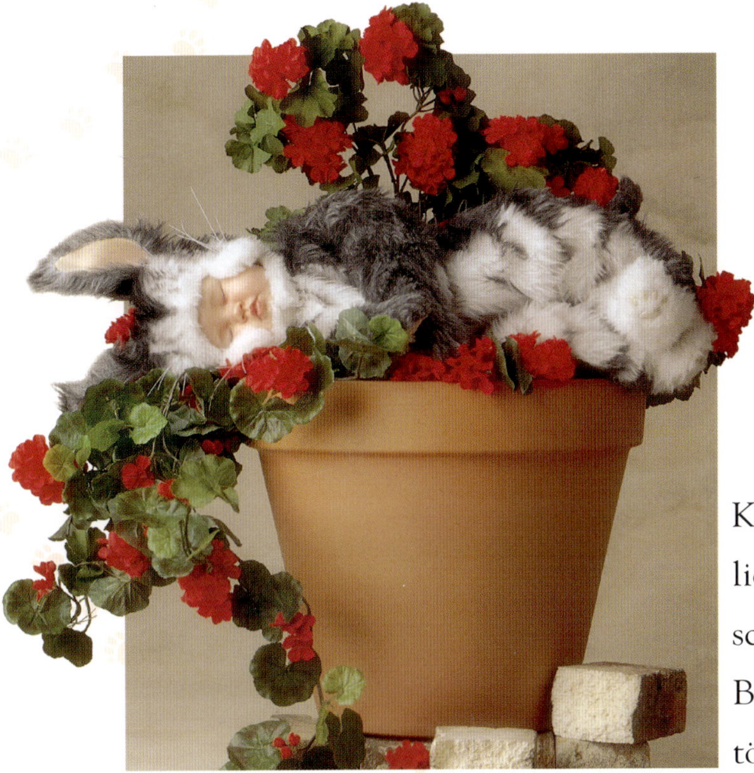

Schlafendes Kätzchen: Nadia

Katzen
lieben
schöne
Blumen-
töpfe.

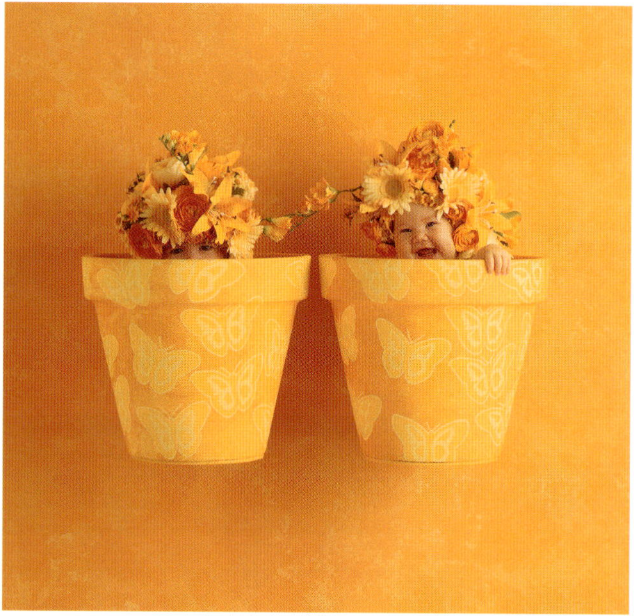

Oben: *Madison und Leah* Gegenüber: *Alexander*

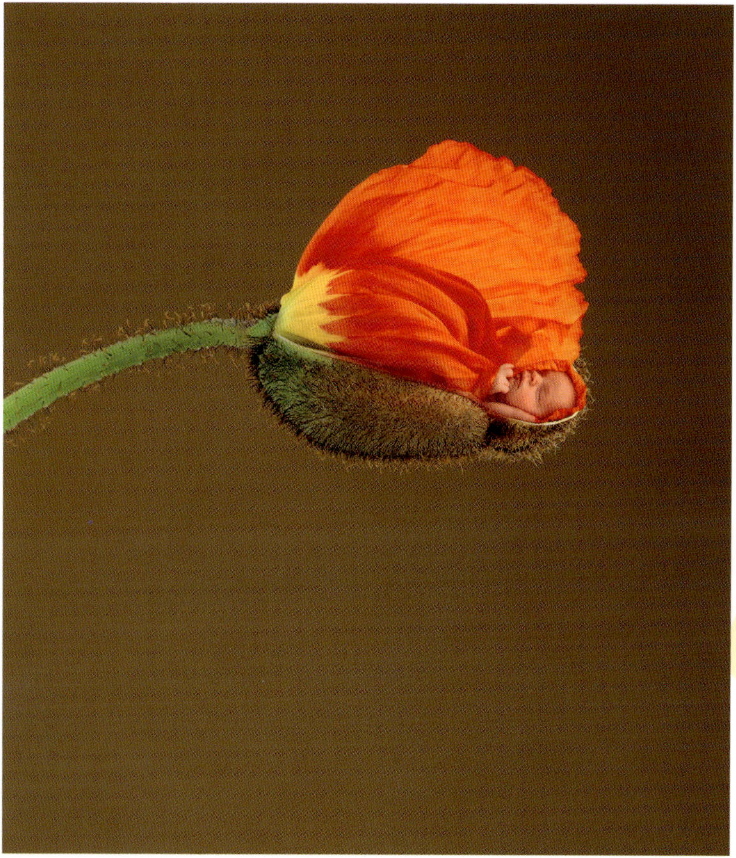

Weißt du

noch

wie du

klein

warst und

dachtest

Stiefmütterchen

hätten

Gesichter?

Von links nach rechts: Aisha, Tayla und Grace

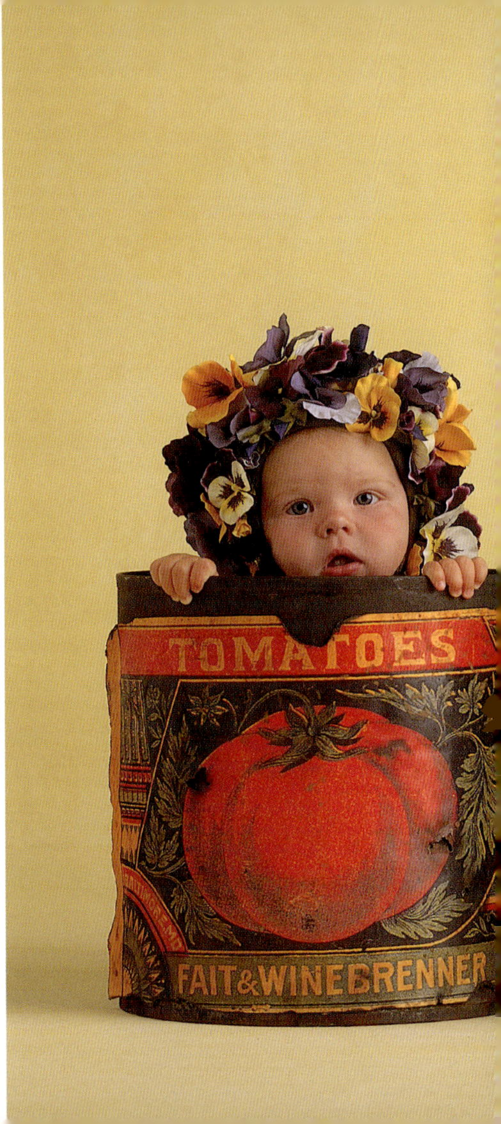

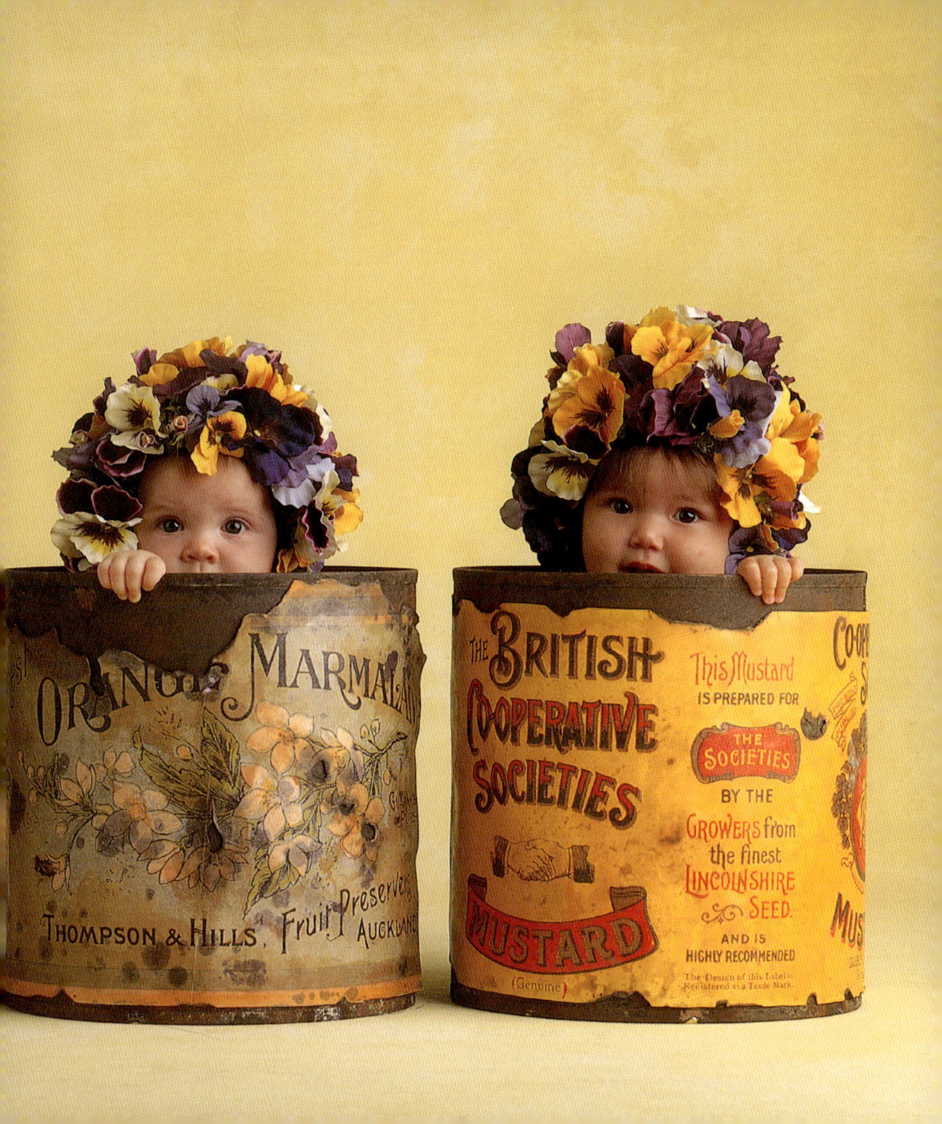
THOMPSON & HILLS, Fruit Preservers
THE BRITISH CO-OPERATIVE SOCIETIES
MUSTARD
(Genuine)
This Mustard
IS PREPARED FOR
THE SOCIETIES
BY THE
GROWERS from the finest LINCOLNSHIRE SEED.
AND IS
HIGHLY RECOMMENDED
The Design of this Label is Registered as a Trade Mark.

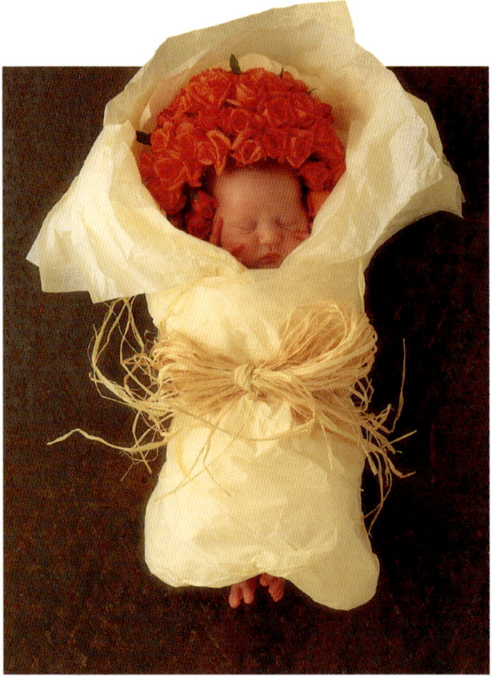

Rosenbouquet: Danielle　*Nasser Spatz: Ty*

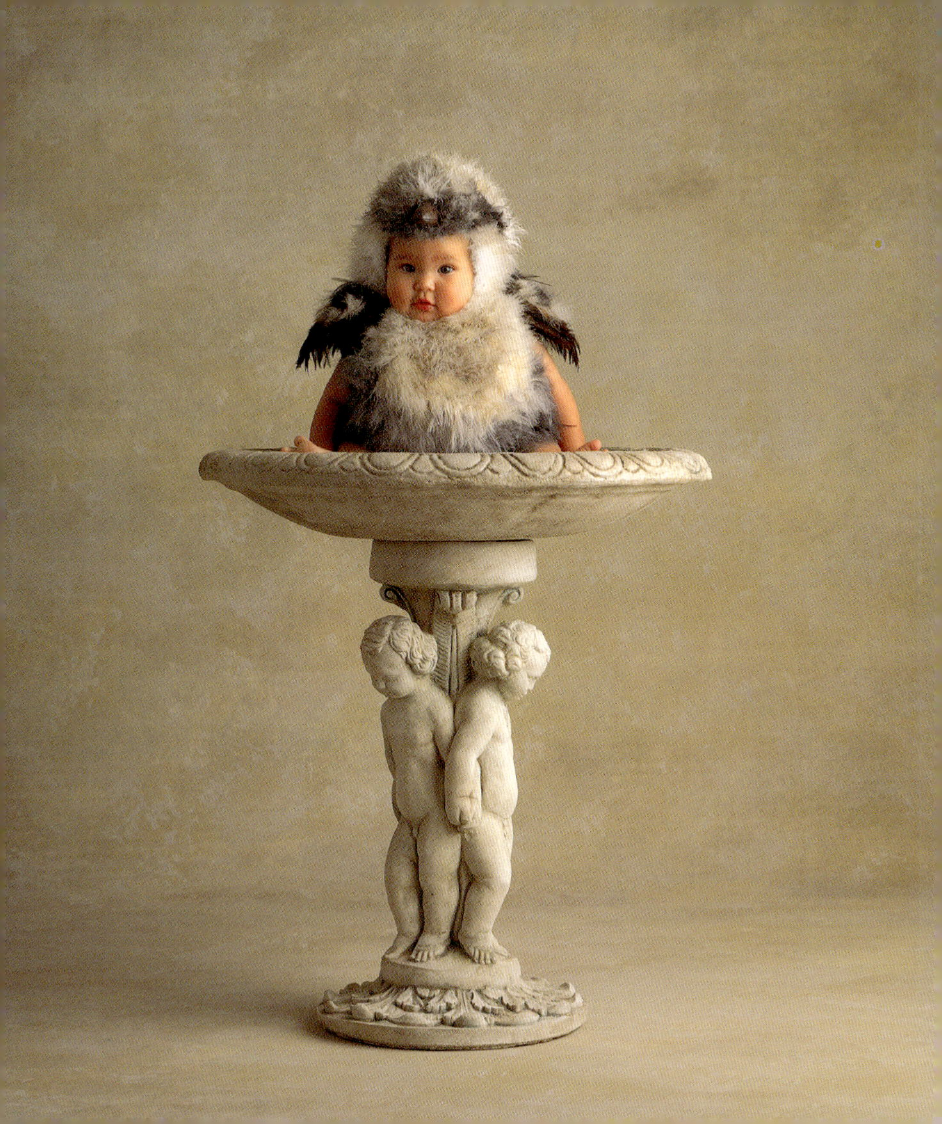

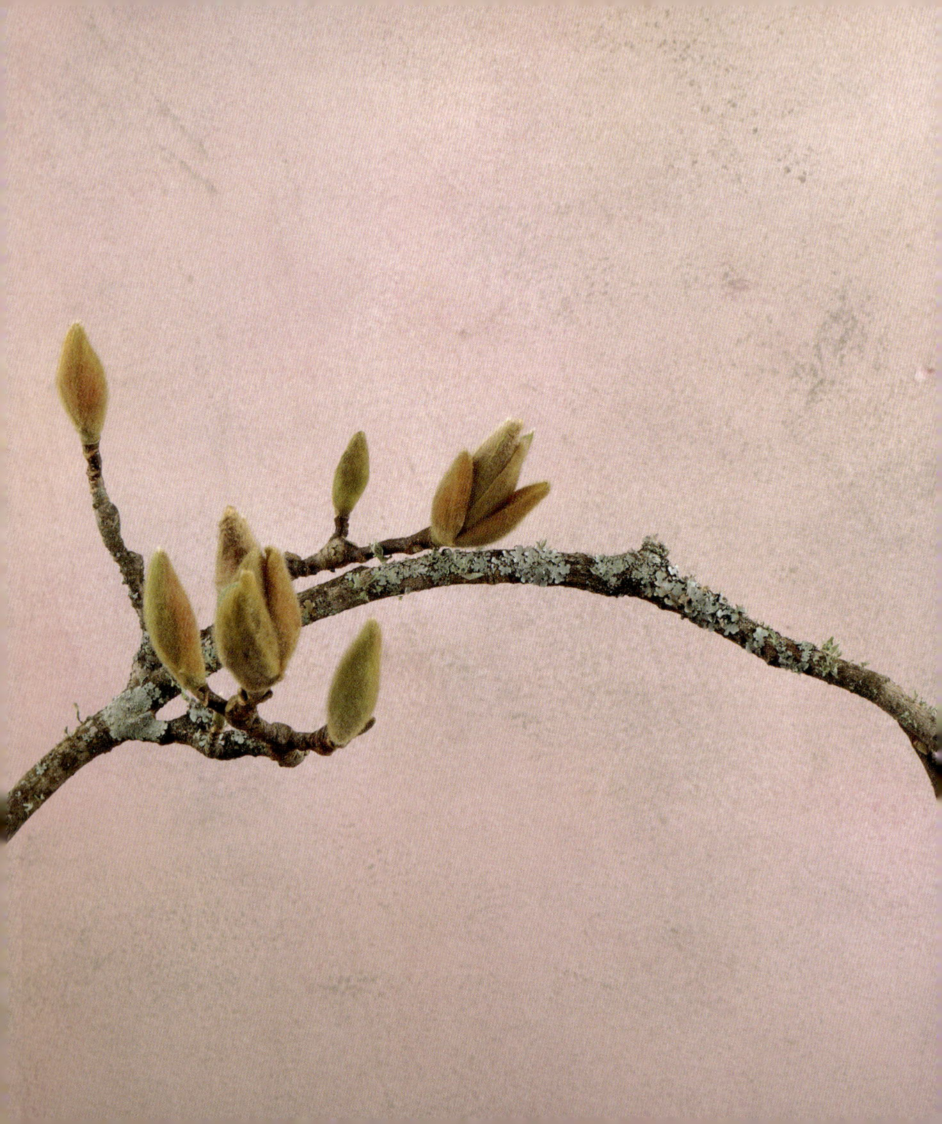

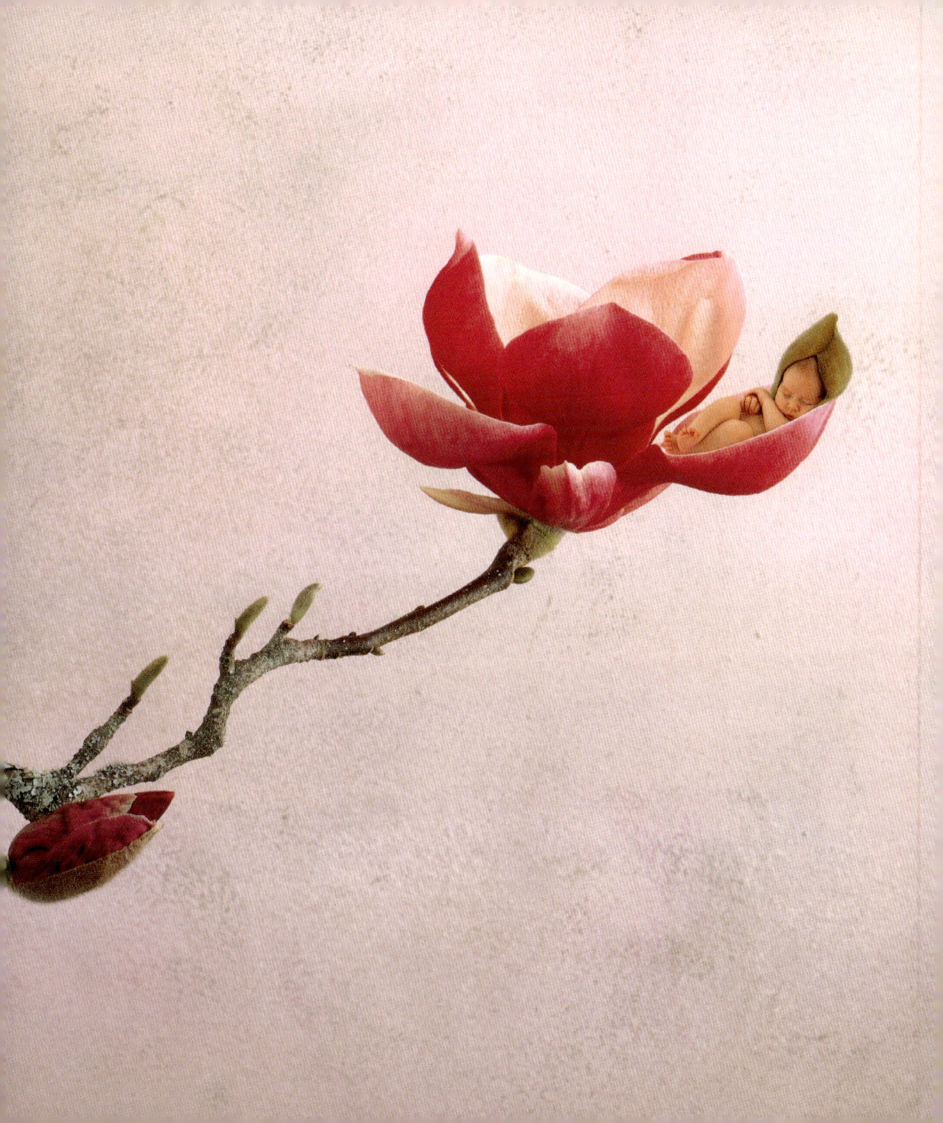

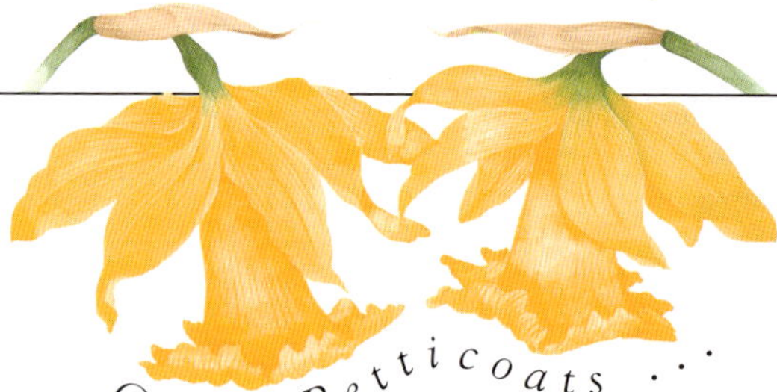

Gelbe Petticoats ...

Hab keine

Angst, dich

ungewöhnlich

zu kleiden!

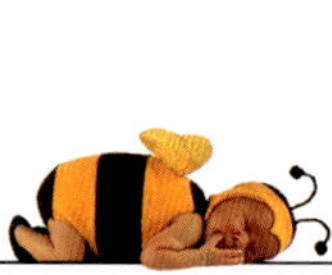

Vorhergehende Seite - Magnolienblüte: Caitlin   Gegenüber: Sarah

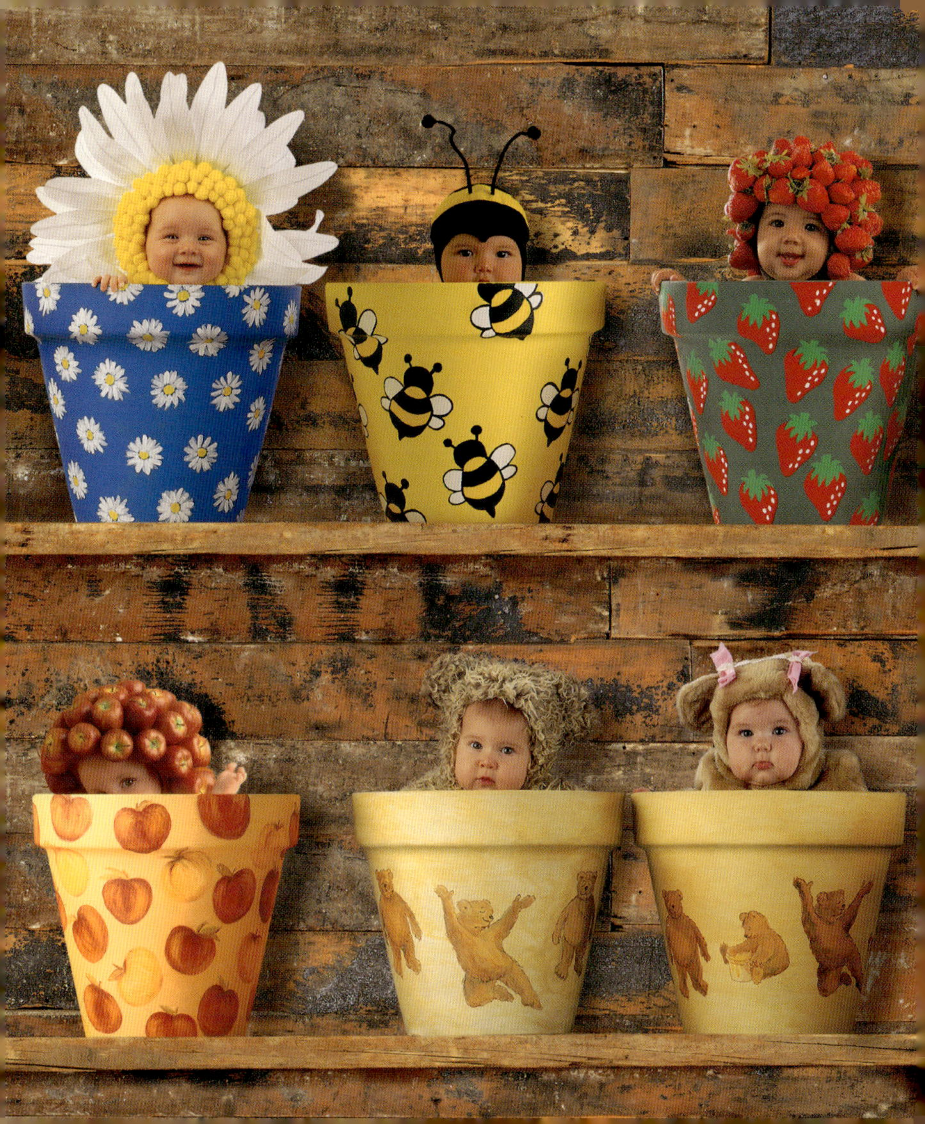

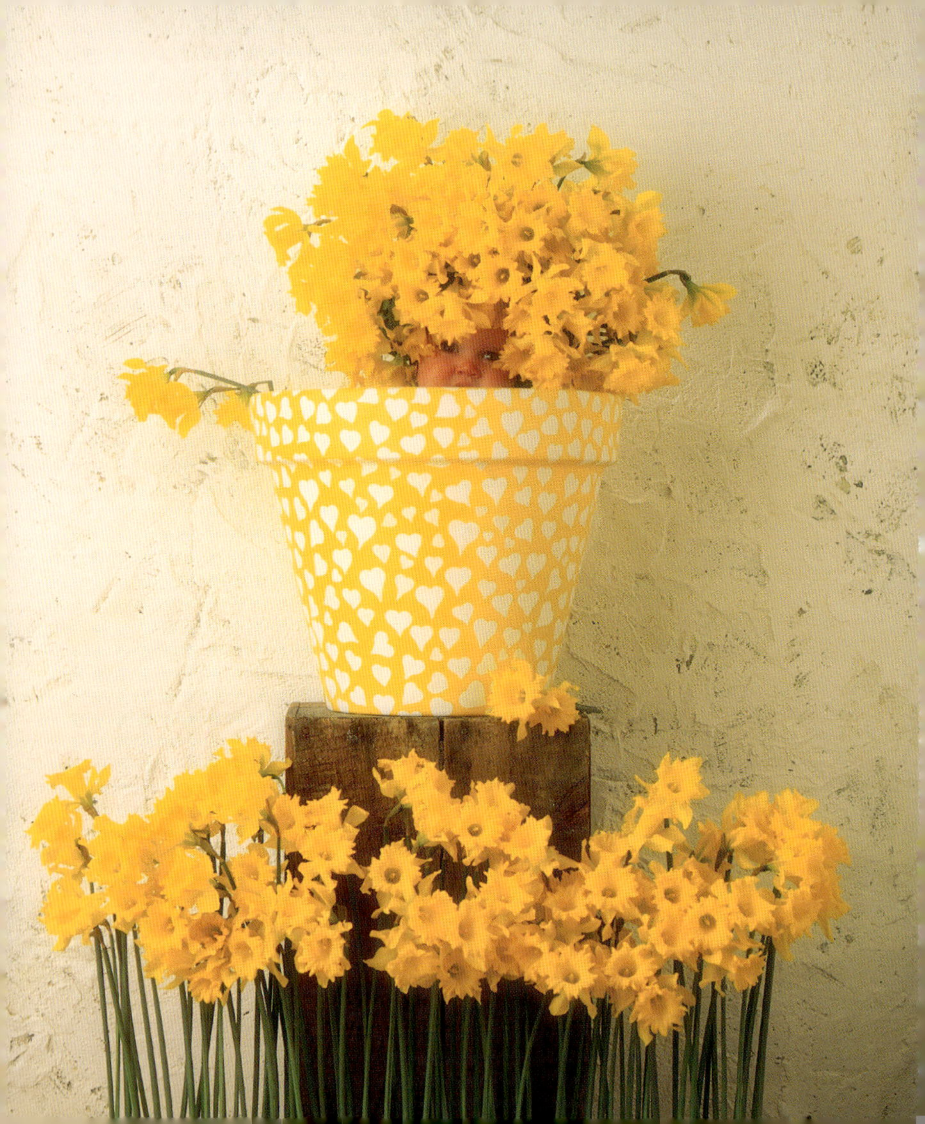

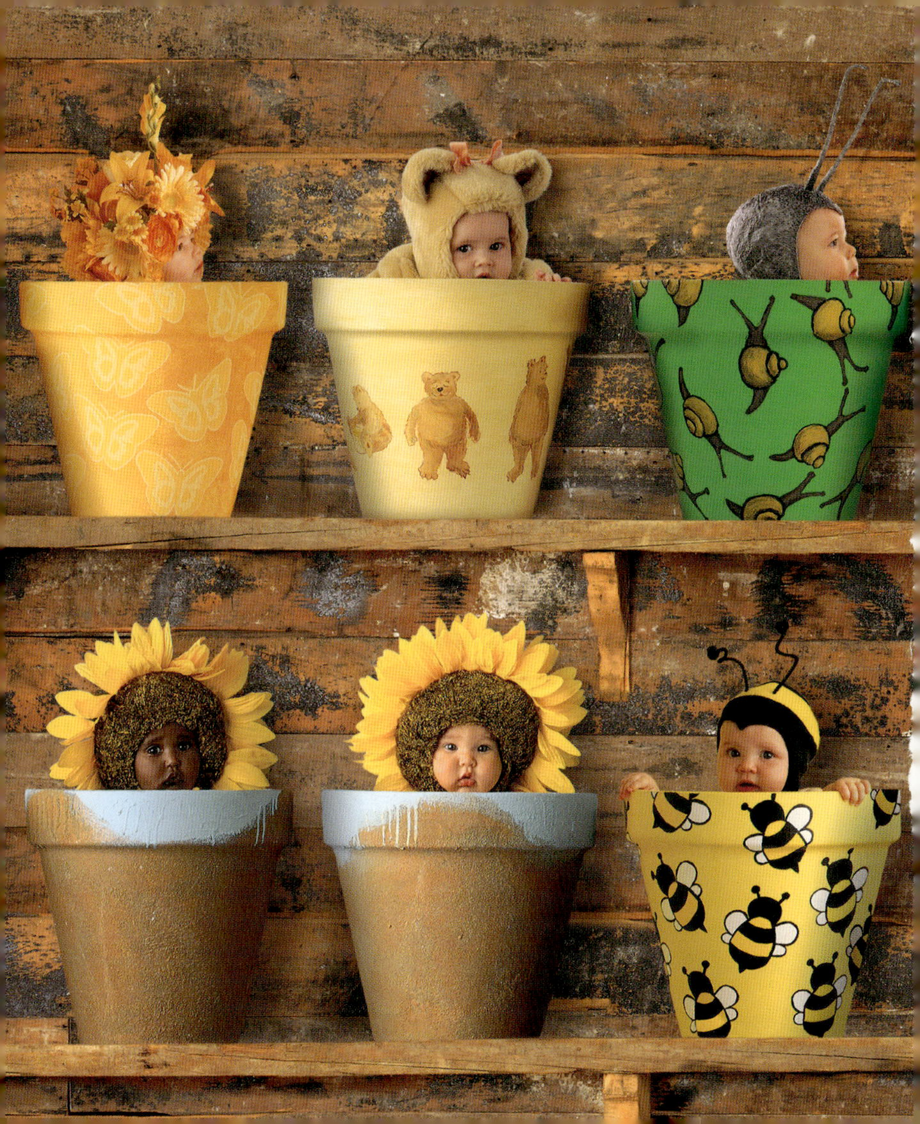

Gedanken zum

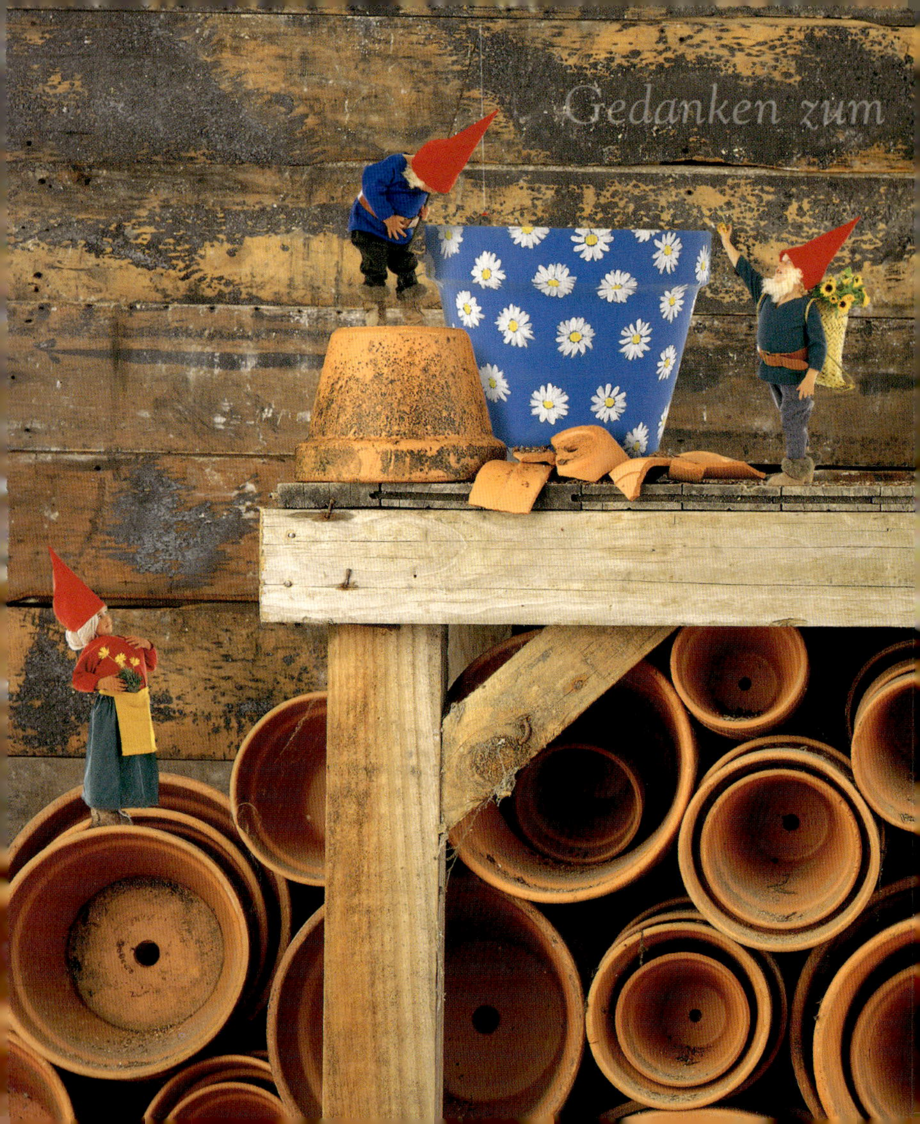

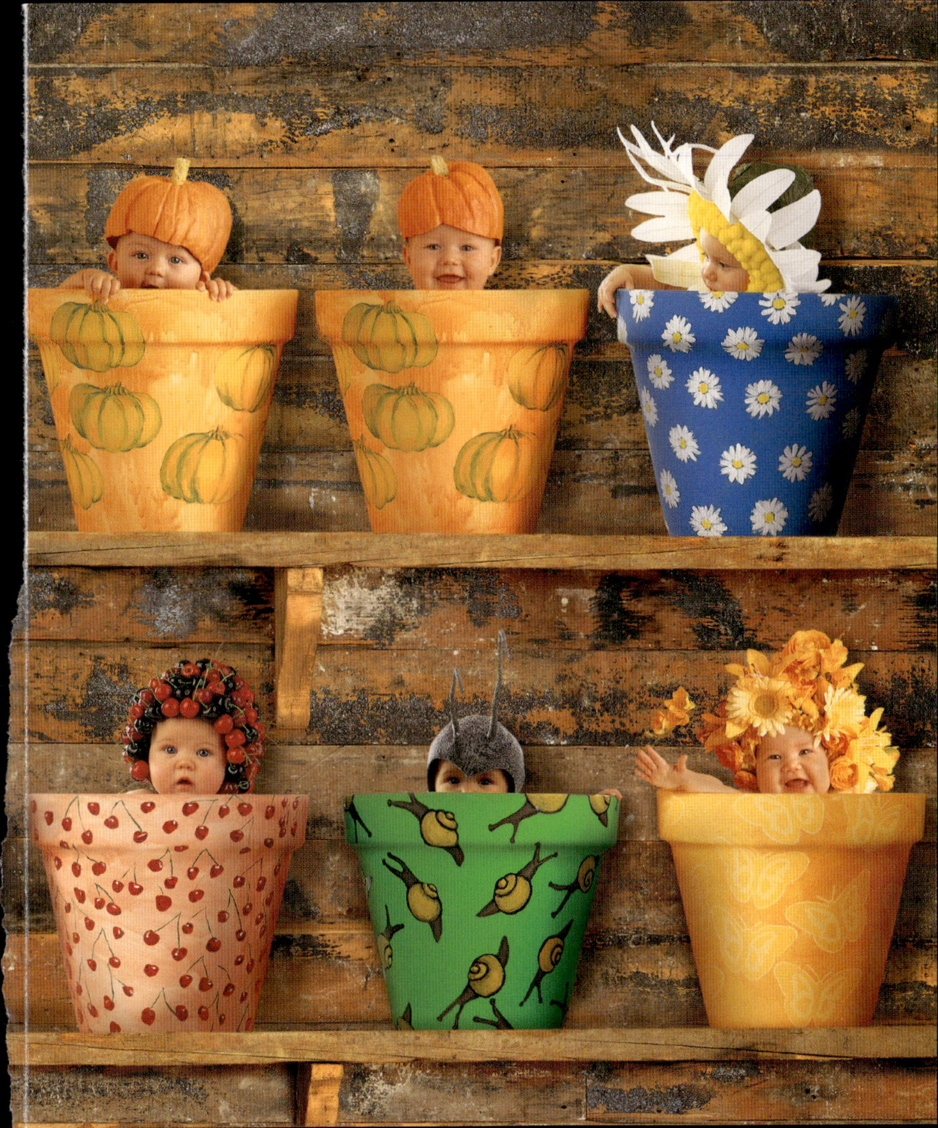

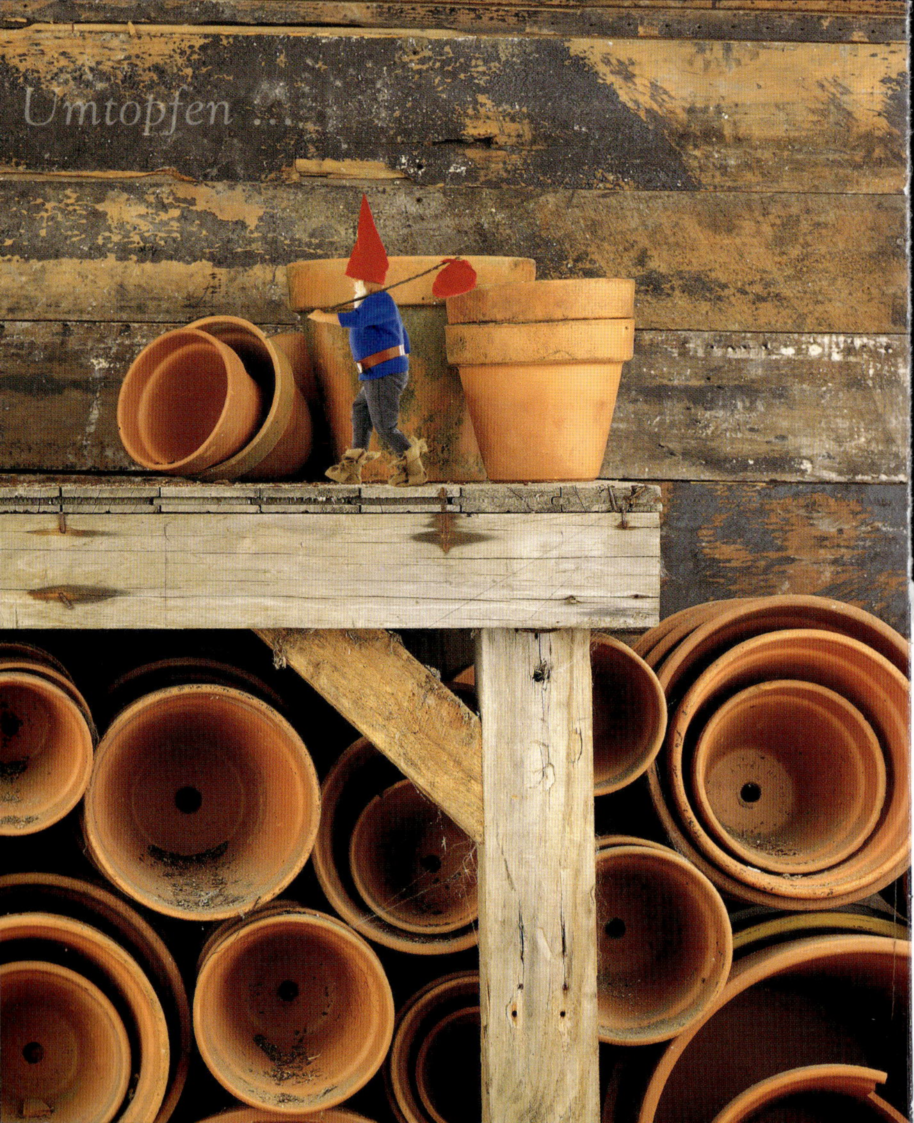
Umtopfen …

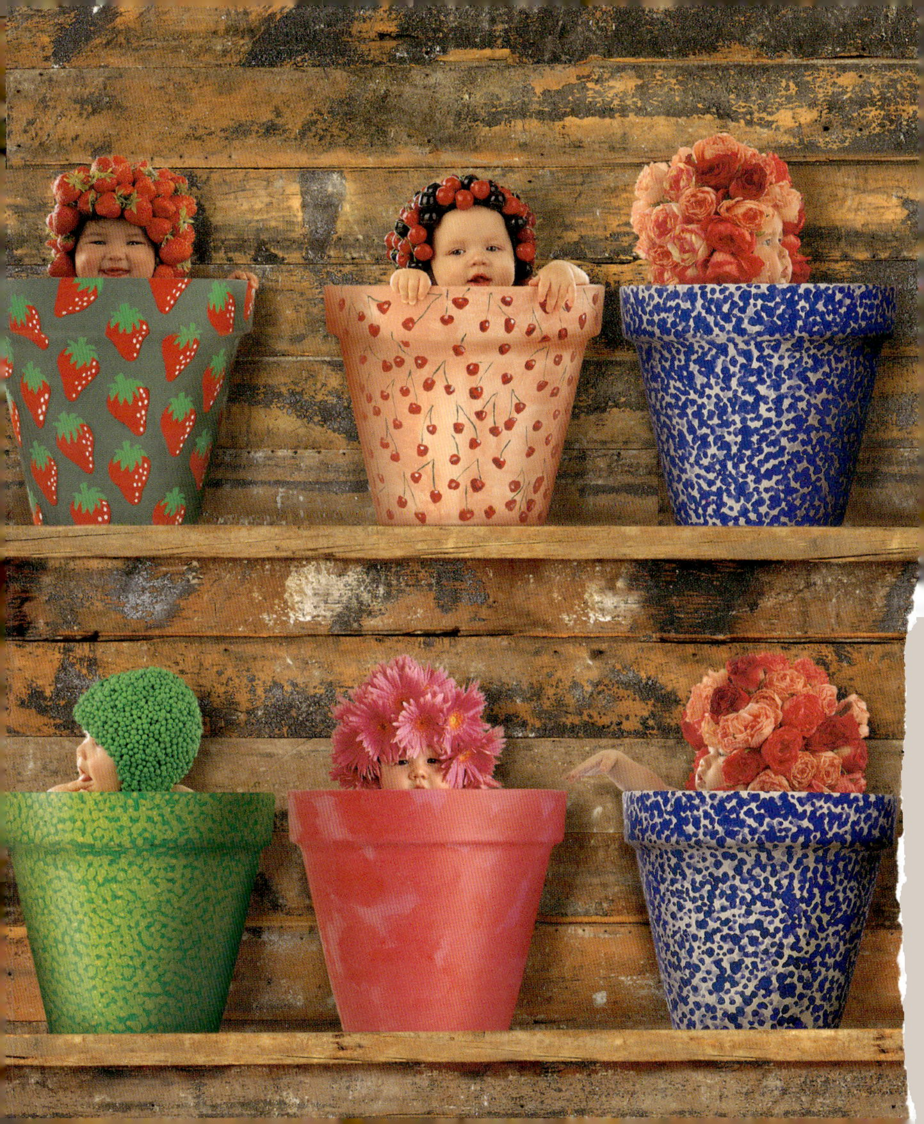

Vergiss nicht

deine Blumenzwiebeln zu

trennen,

bevor es ihnen zu eng wird.

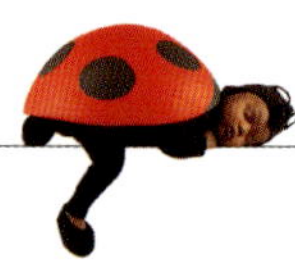

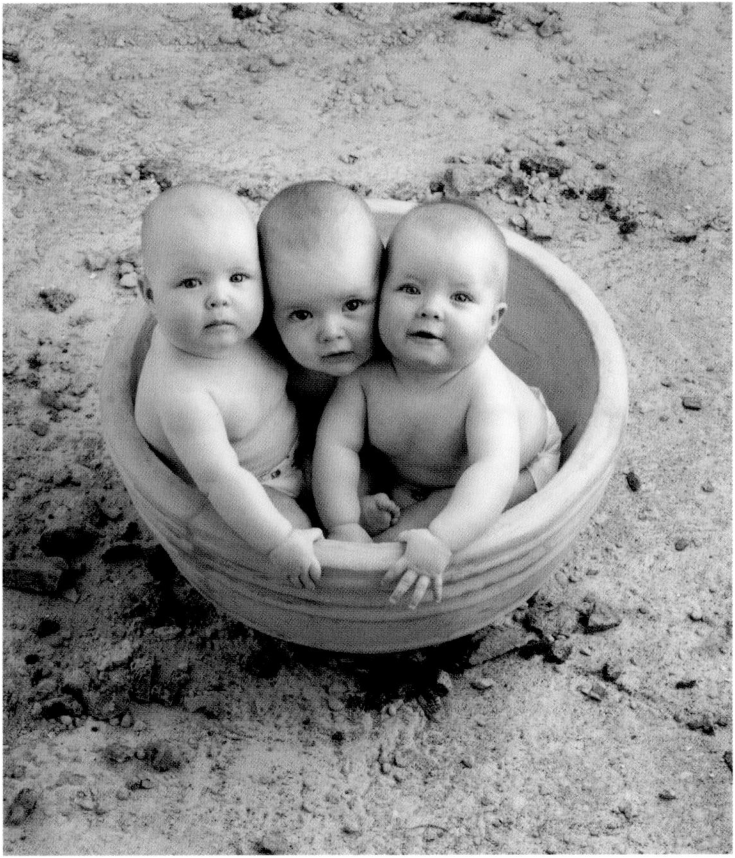

Drillinge: Jim, Flora und Pearl

Sind deine Goldfische in letzter Zeit verschwunden?

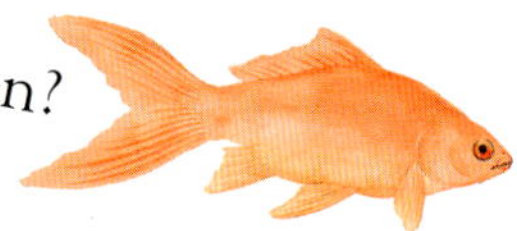

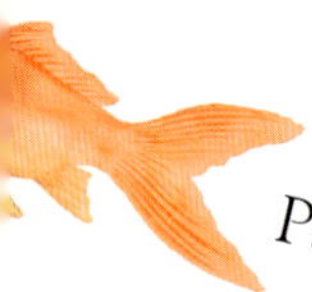

Pass auf, dass immer genug im Seerosenteich sind …

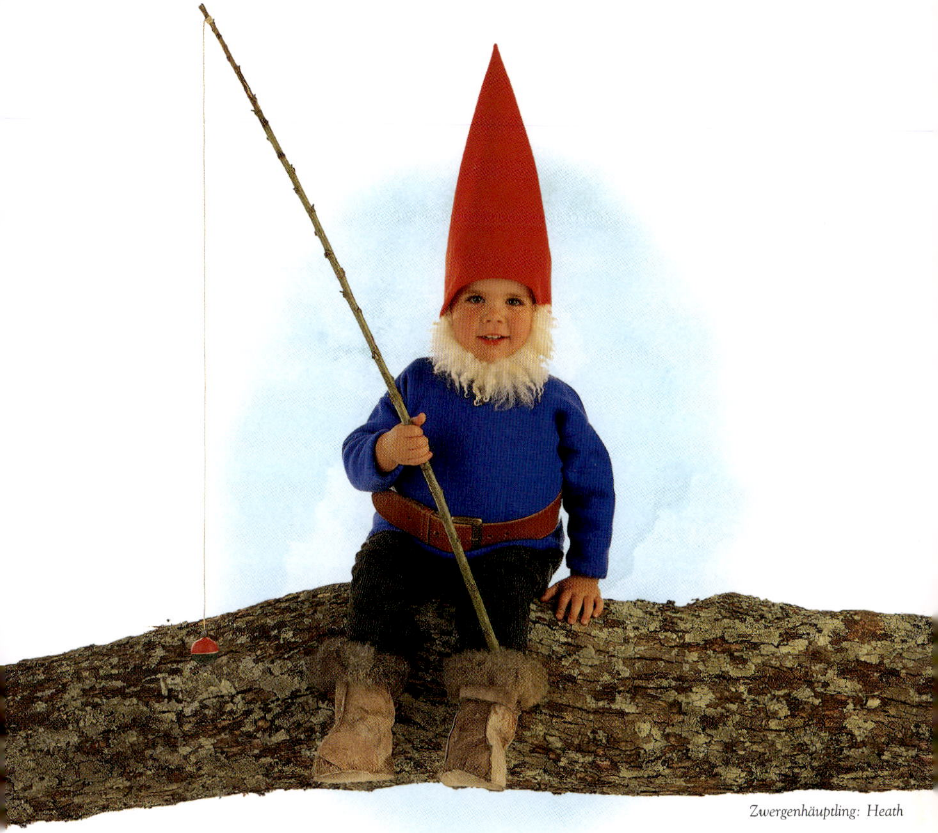

Zwergenhäuptling: Heath

Seerose: Tayla

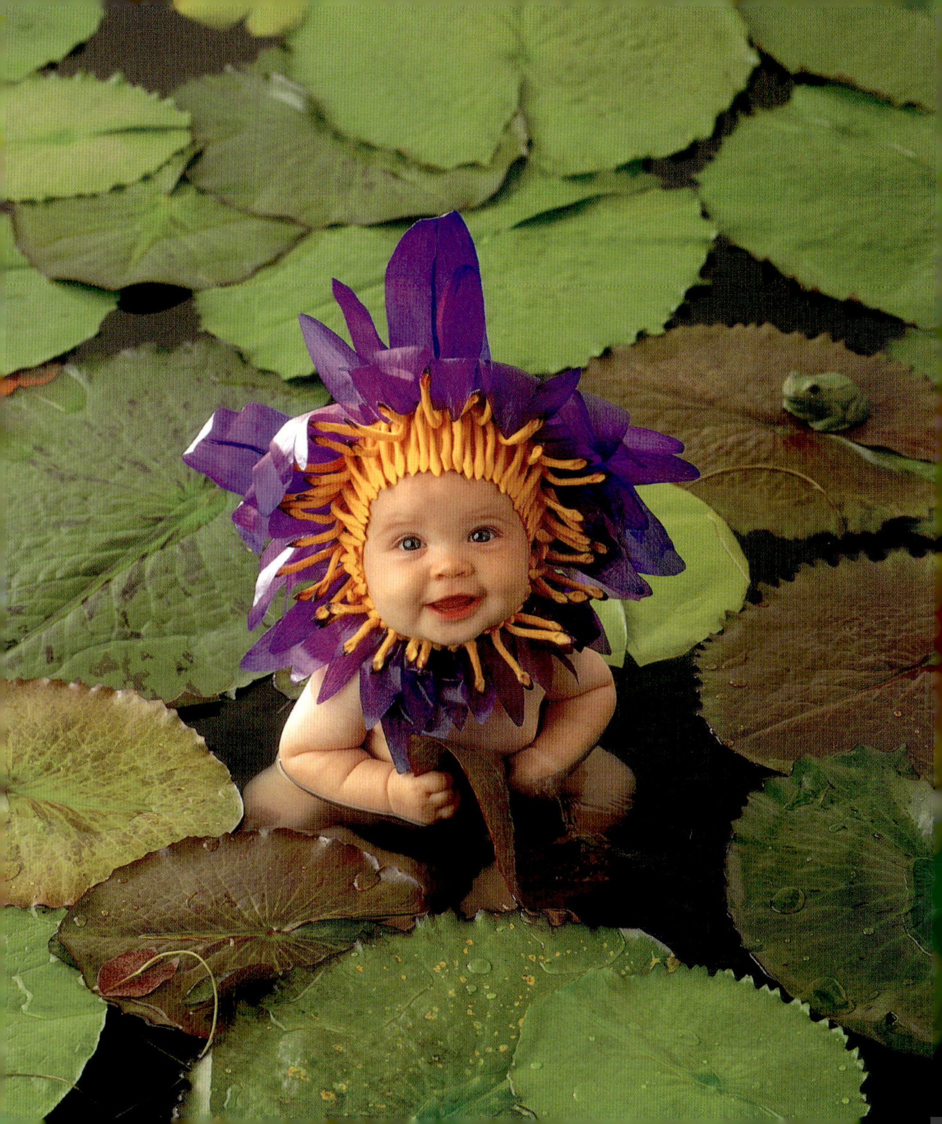

Dachtest du wirklich,
Babys kämen NUR
in Kohlköpfen
zur Welt?

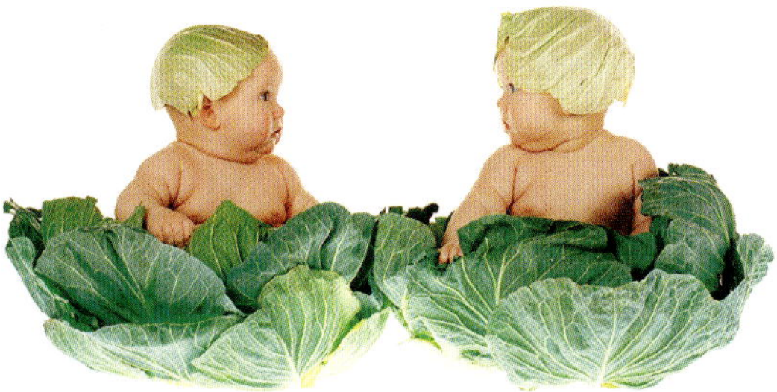

Kohlköpfe: Rhys und Grant   Wassermelonen: Cara und Danielle

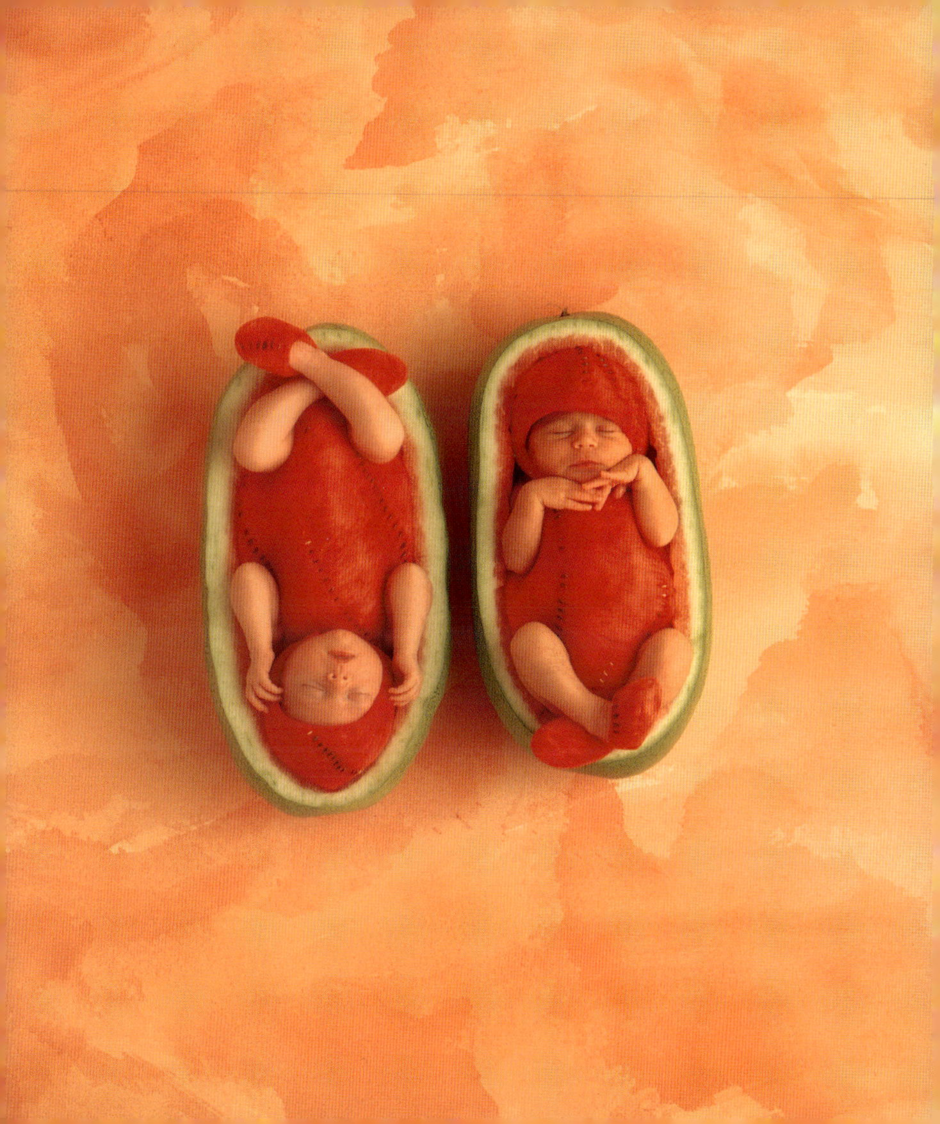

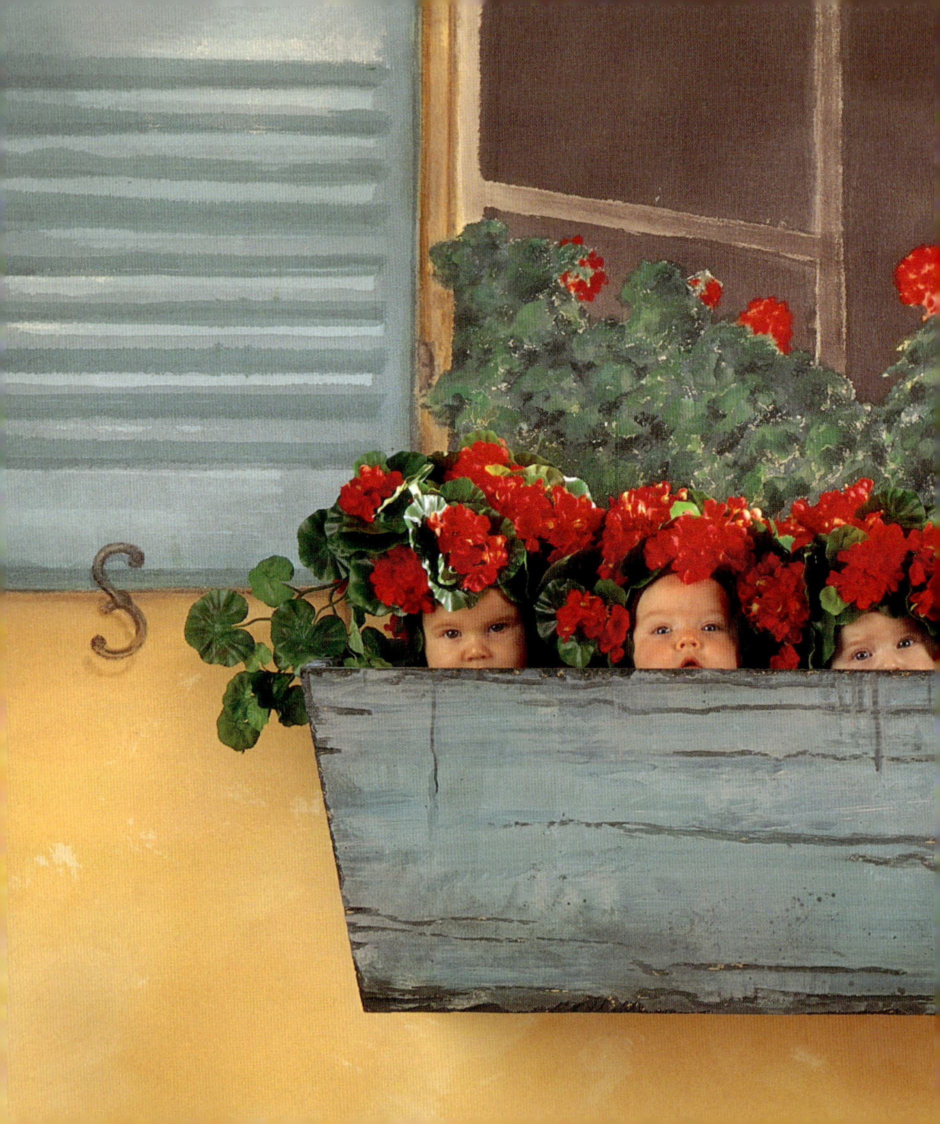

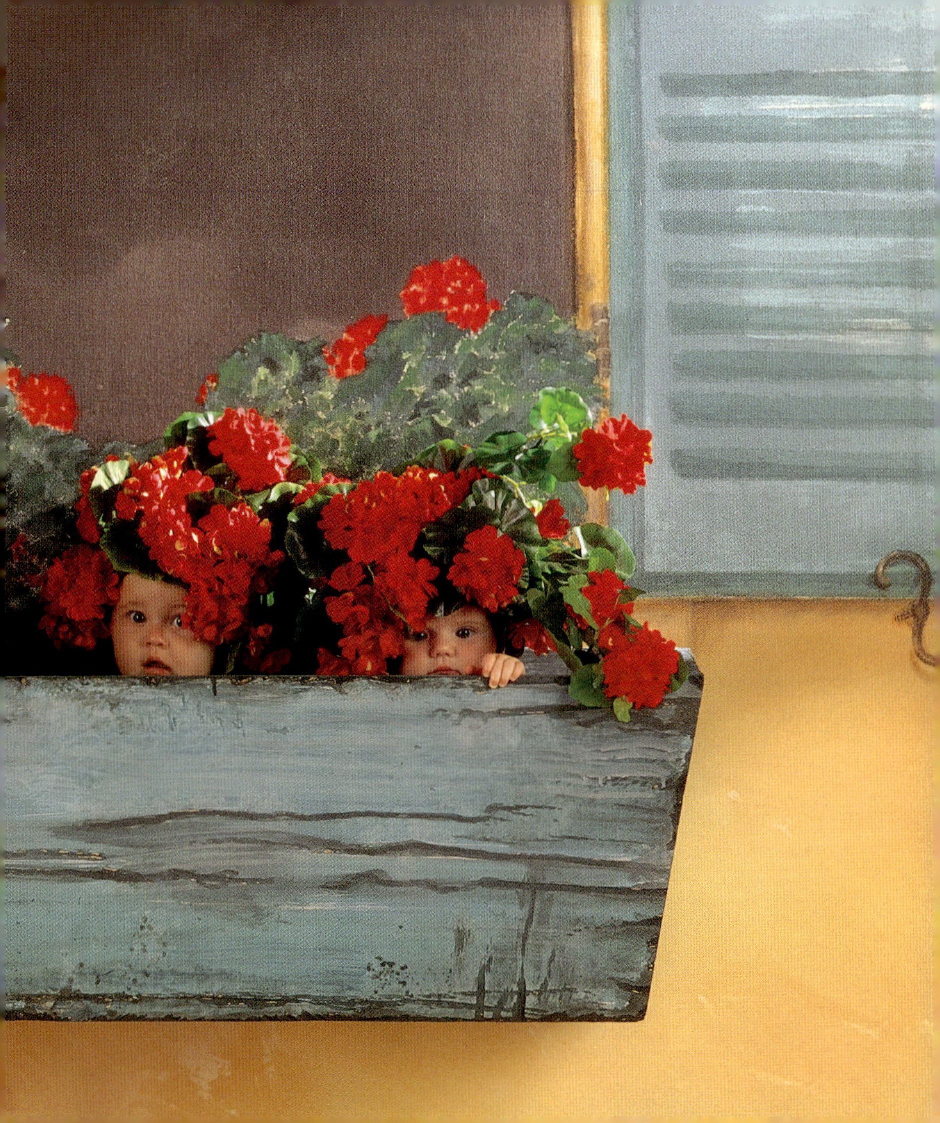

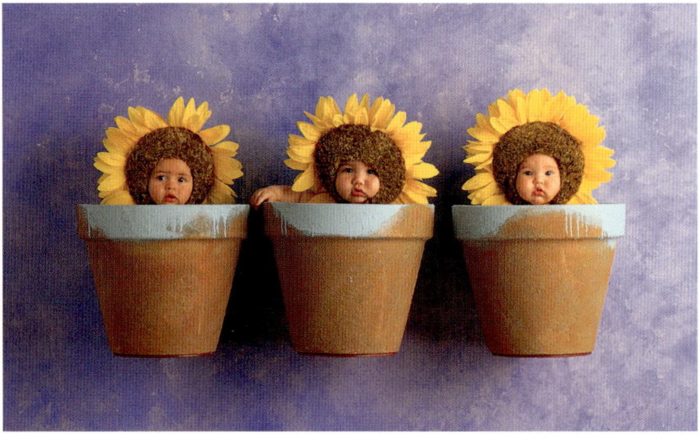

Von links nach rechts: Ellecia, Jayson und Tyla

Ich liebe Sonnenblumen

sie machen mich glücklich

Stacey

6 Jahre

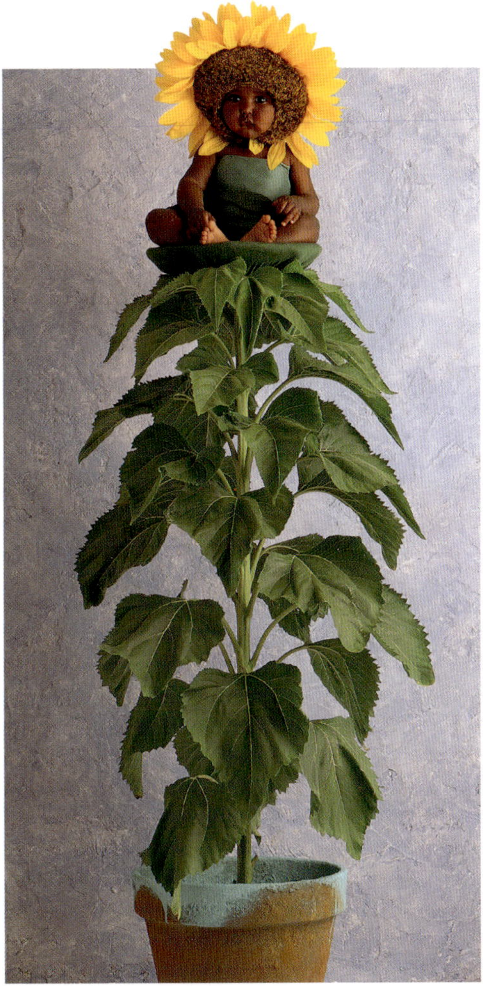

Sonnenblume: Henneock

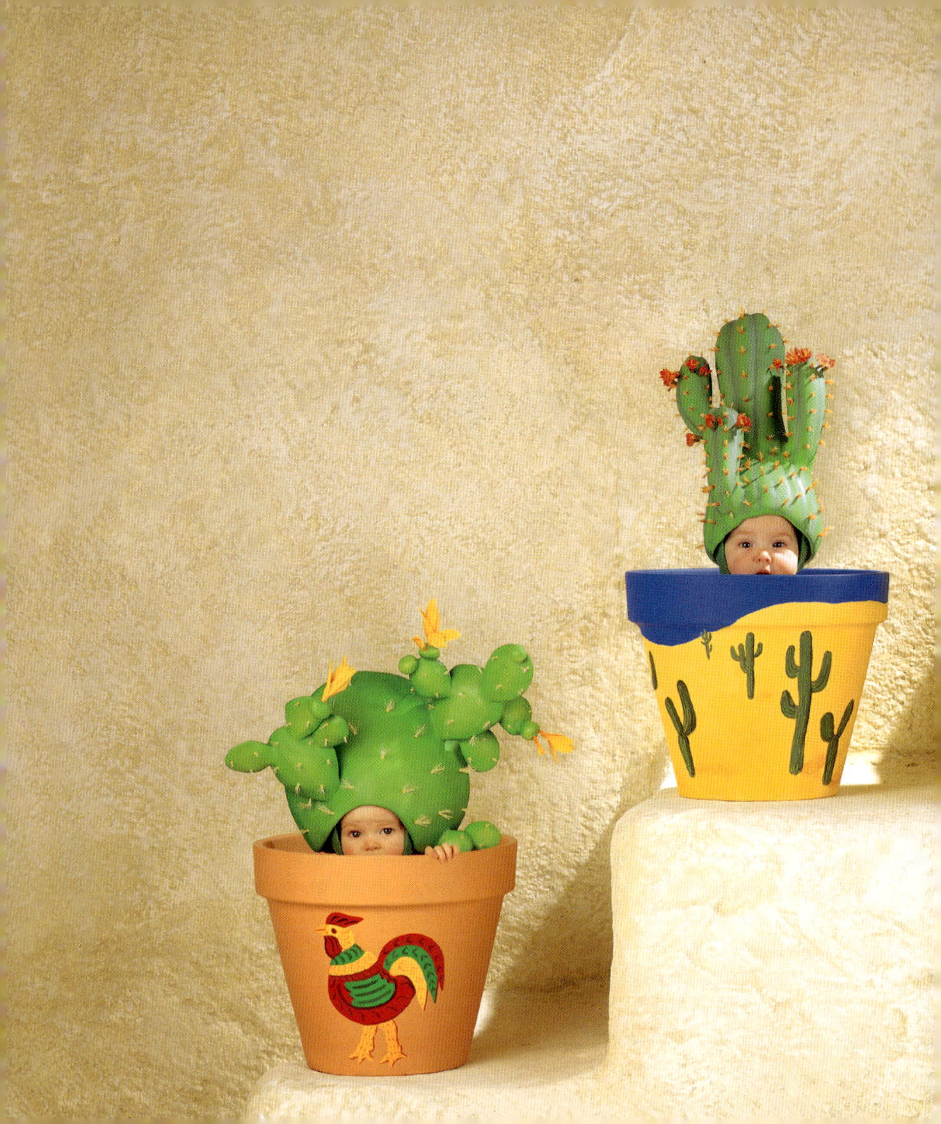

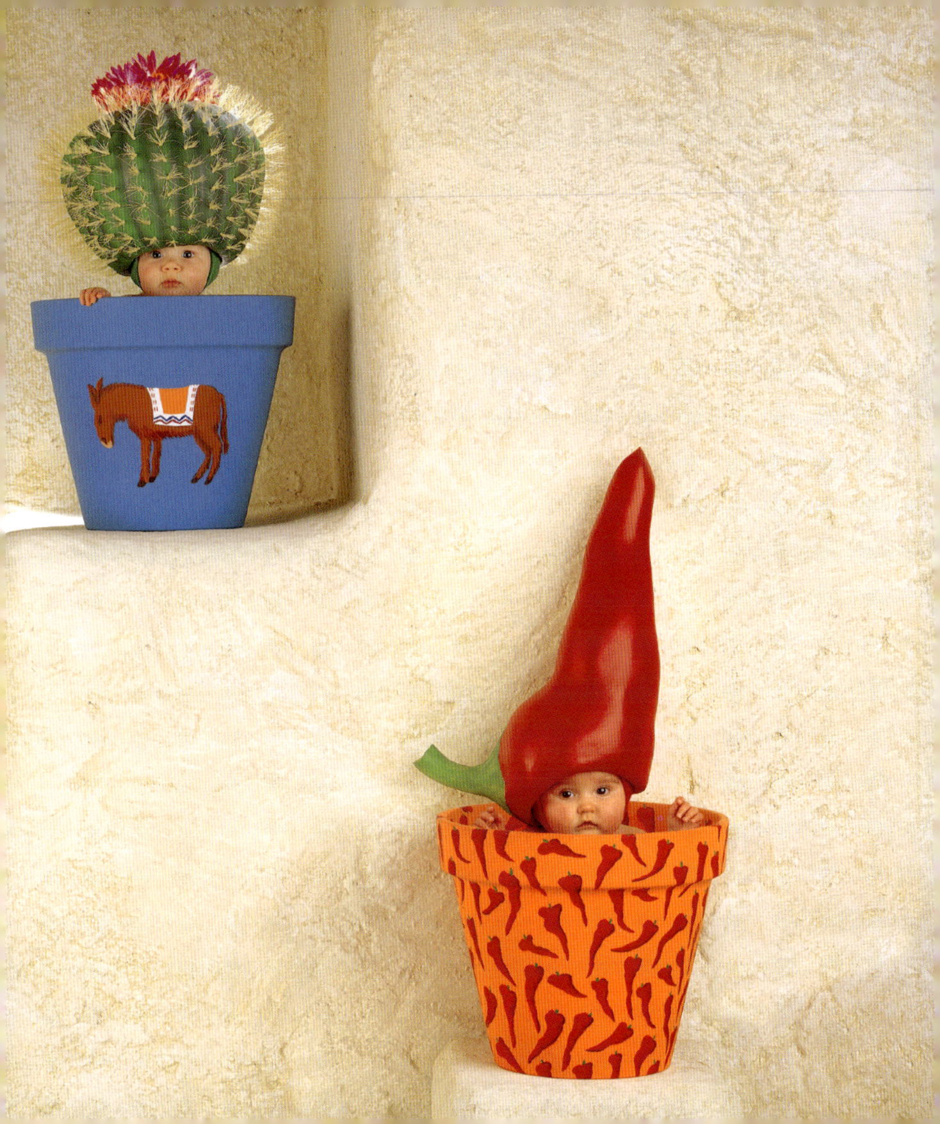

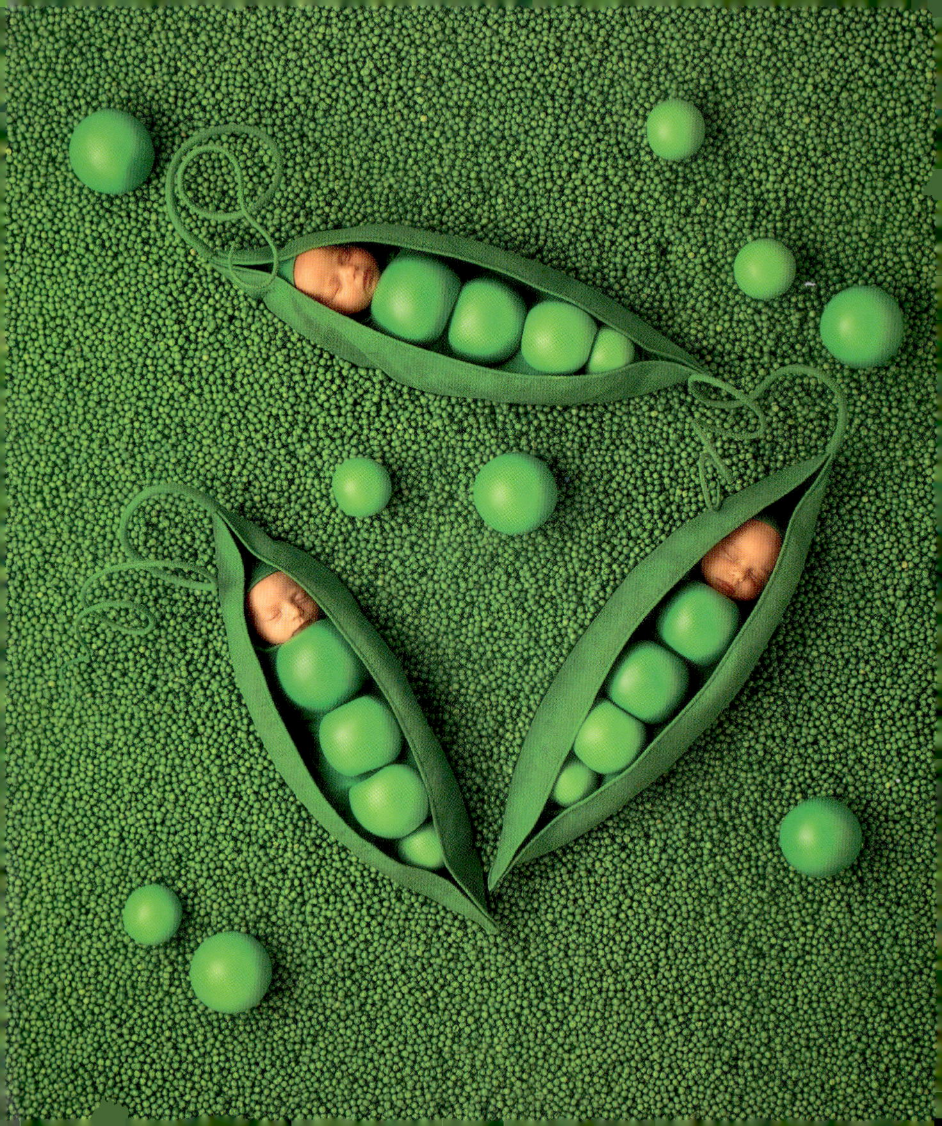

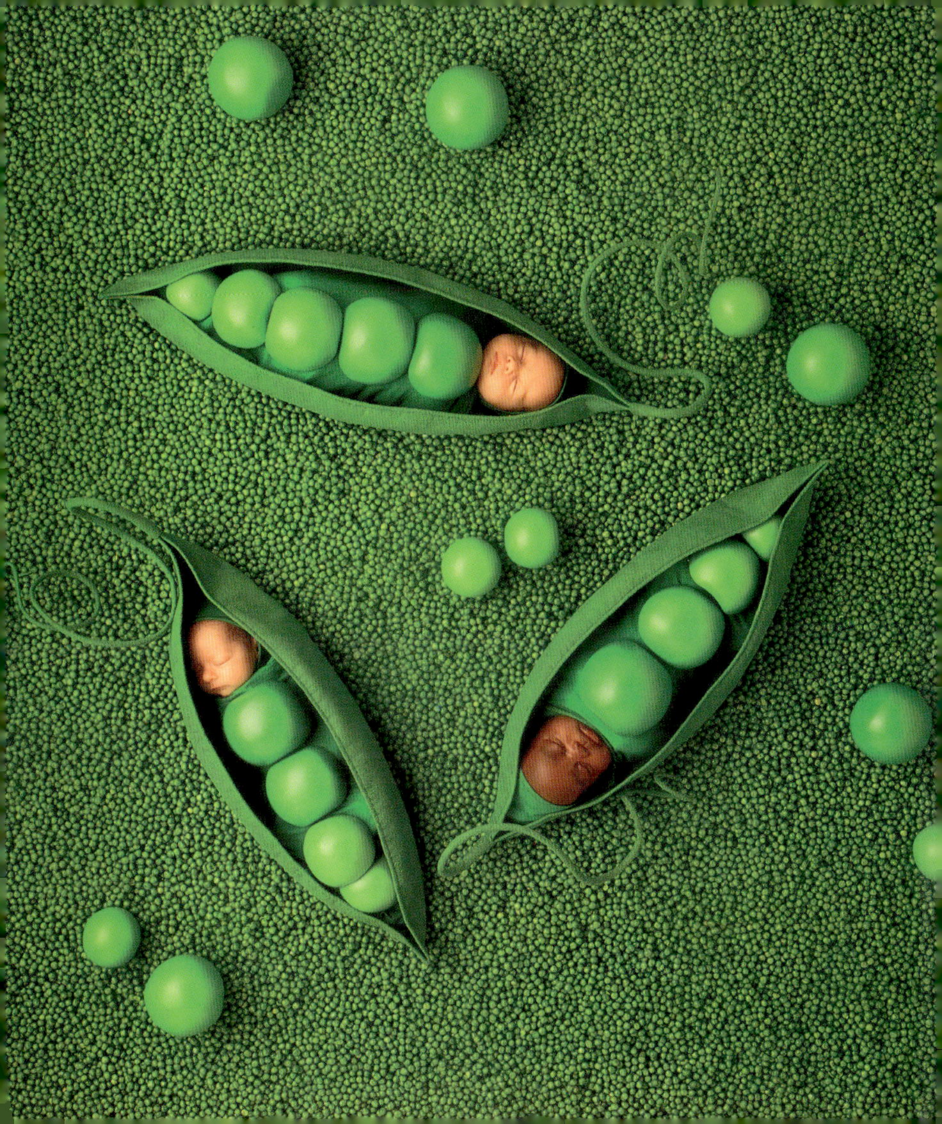

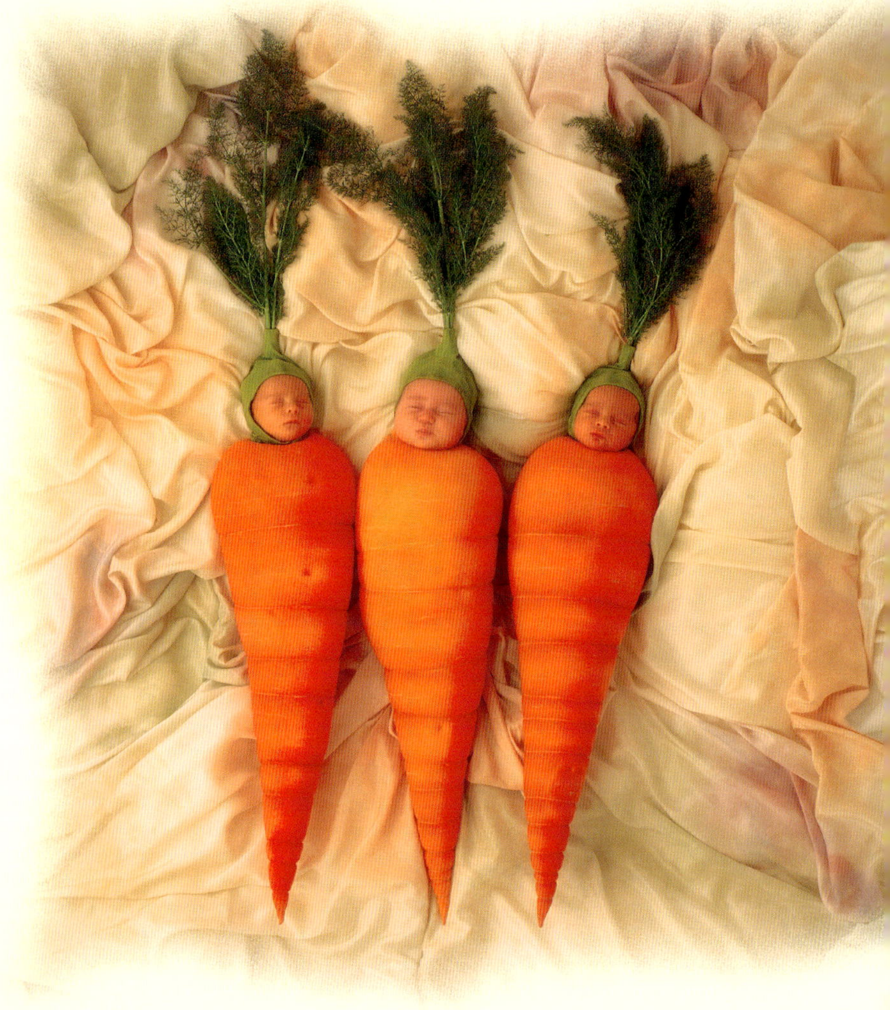

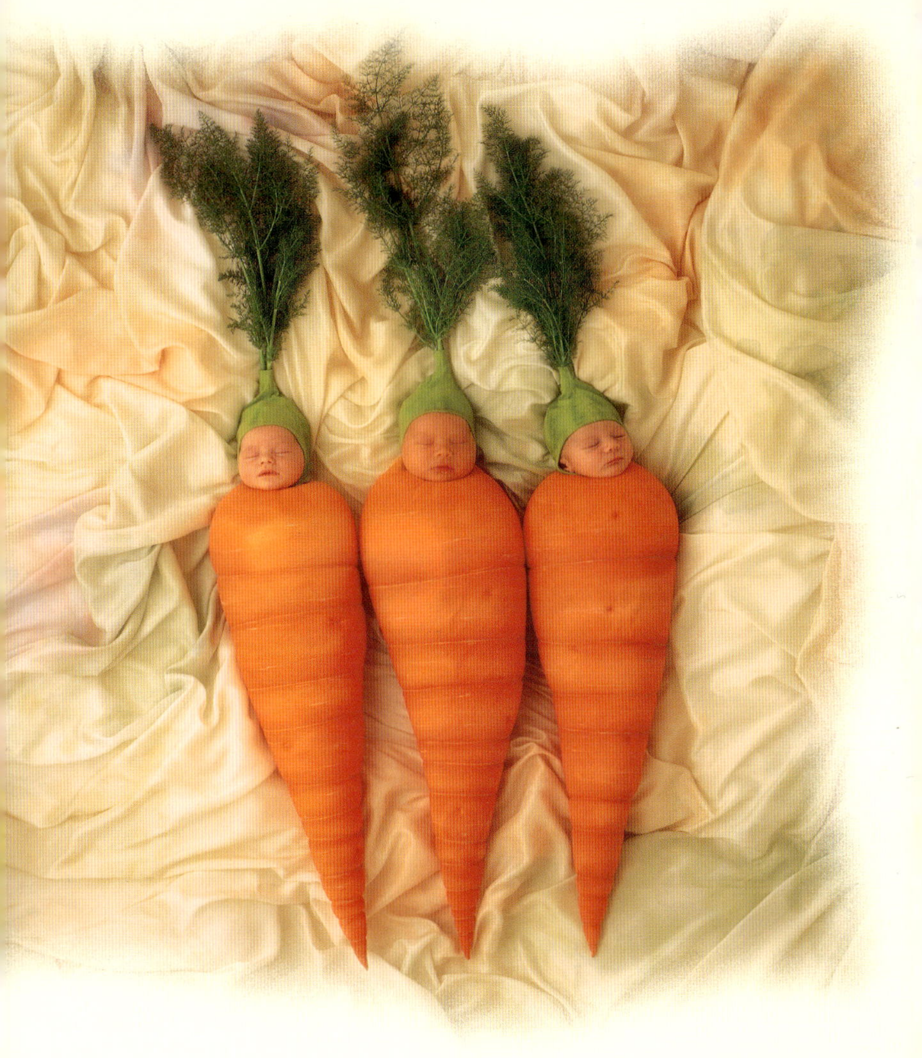

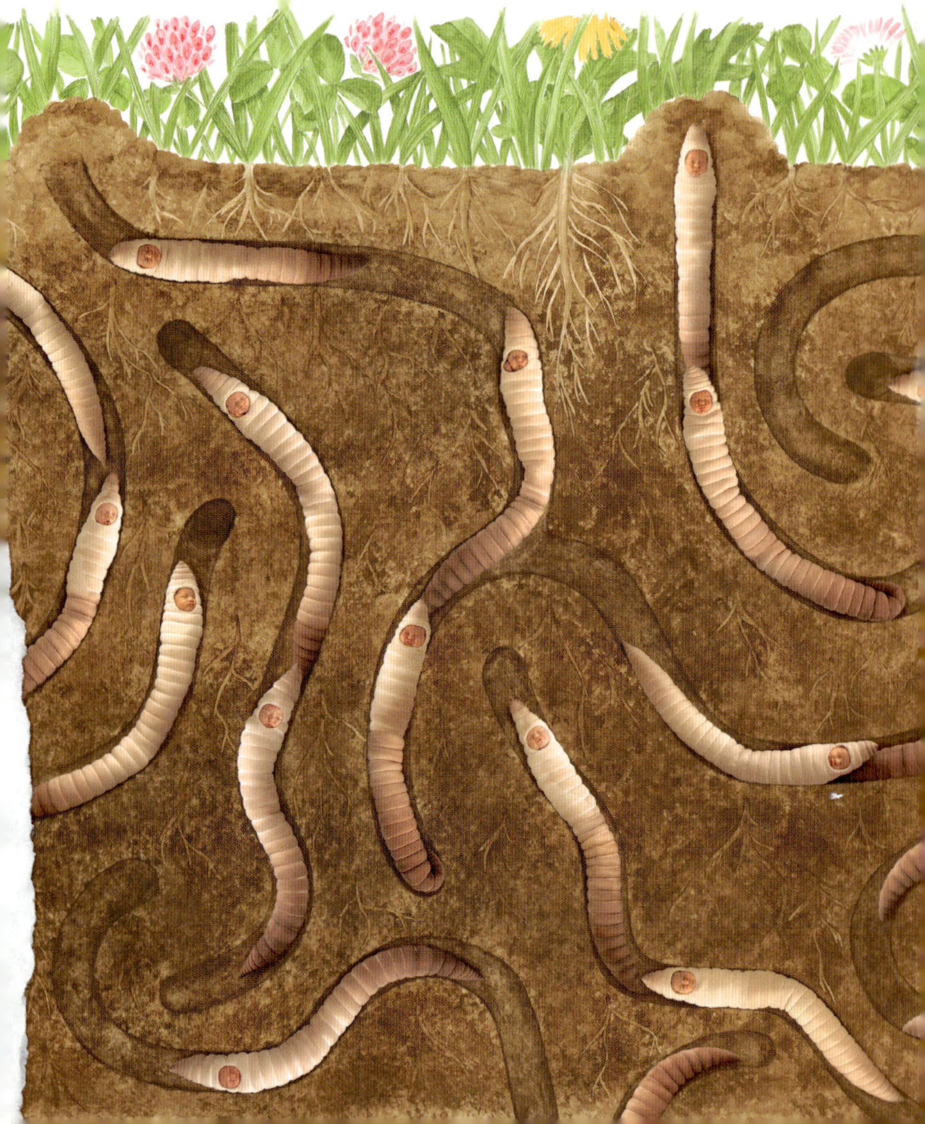

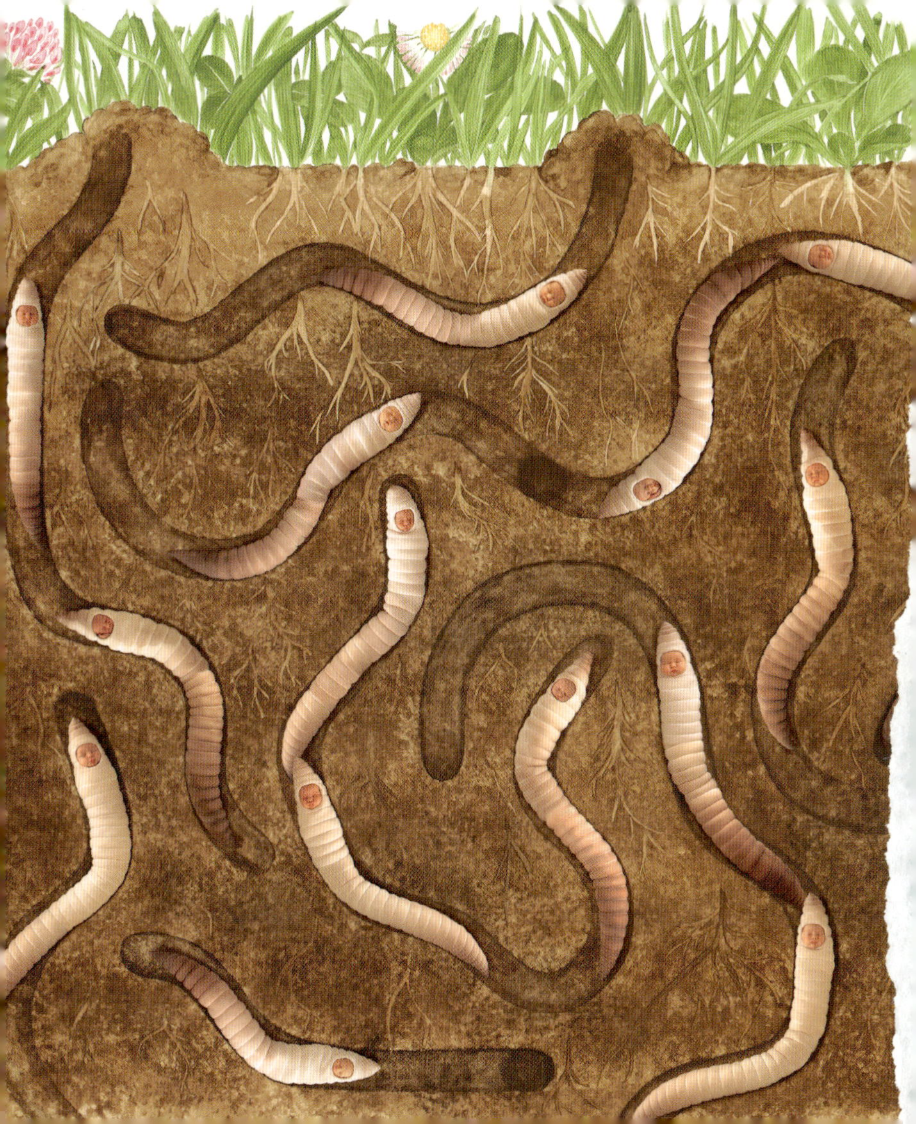

»*Es gibt* kein Lebewesen, das *bescheidener* ist als der Regenwurm ... Zur Entwicklung unserer Erde, wie wir sie kennen, haben nur wenige Tiere so viel beigetragen wie die Regenwürmer«[*2], meinte Charles Darwin.

55 Neugeborene erfüllten *»Peggys Regenwurmfarm«* mit ihrem einzigartigen Charme. Sie wurden über einen Zeitraum von sechs Monaten fotografiert, und nicht eines kommt zweimal vor.

Die kleinen »Würmchen« heißen:

Courtney, Hayley, Samuel, Benjamin, Alexander, Liam, Cara, Tyrone, Emma, Hayley, Jaimee, Danielle, Bryce, Joshua, Danielle, Alexander, Harry, Jasmine, Elijah, Taylor, Maxine, Kasey, Lucy, Georgia, Te Naawe, Khan, Kayleen, Laura, Asher, Whitney, Adelia, Nicholas, Rebecca, Beaudene, Mitchell, Taylor, Daniel, Caitlin, Alec, Natasha, Jessie, Tara, Grace, Gene, Hannah, Michaela, Marni, Holly, Elise, Thomas, Charlotte, Nana Yaw, Dennison, Jessica und Rebekah.

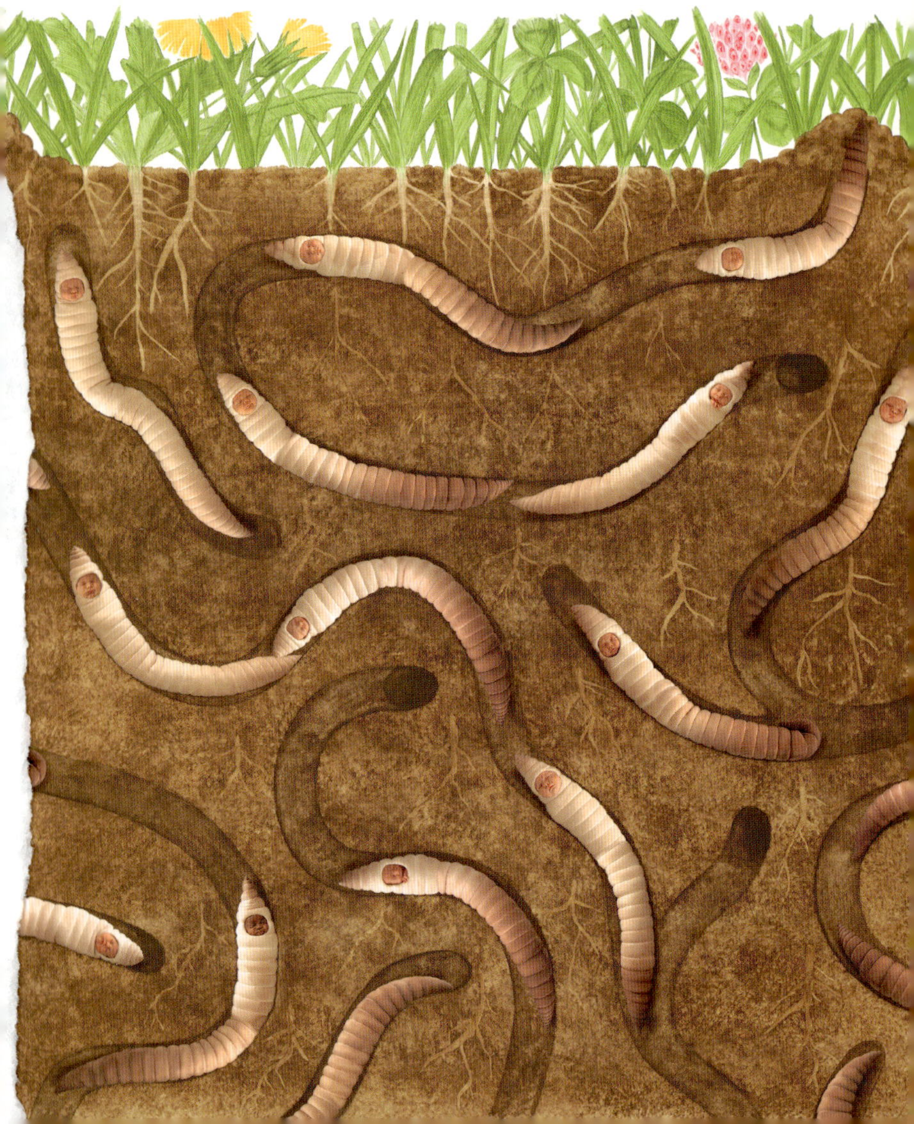

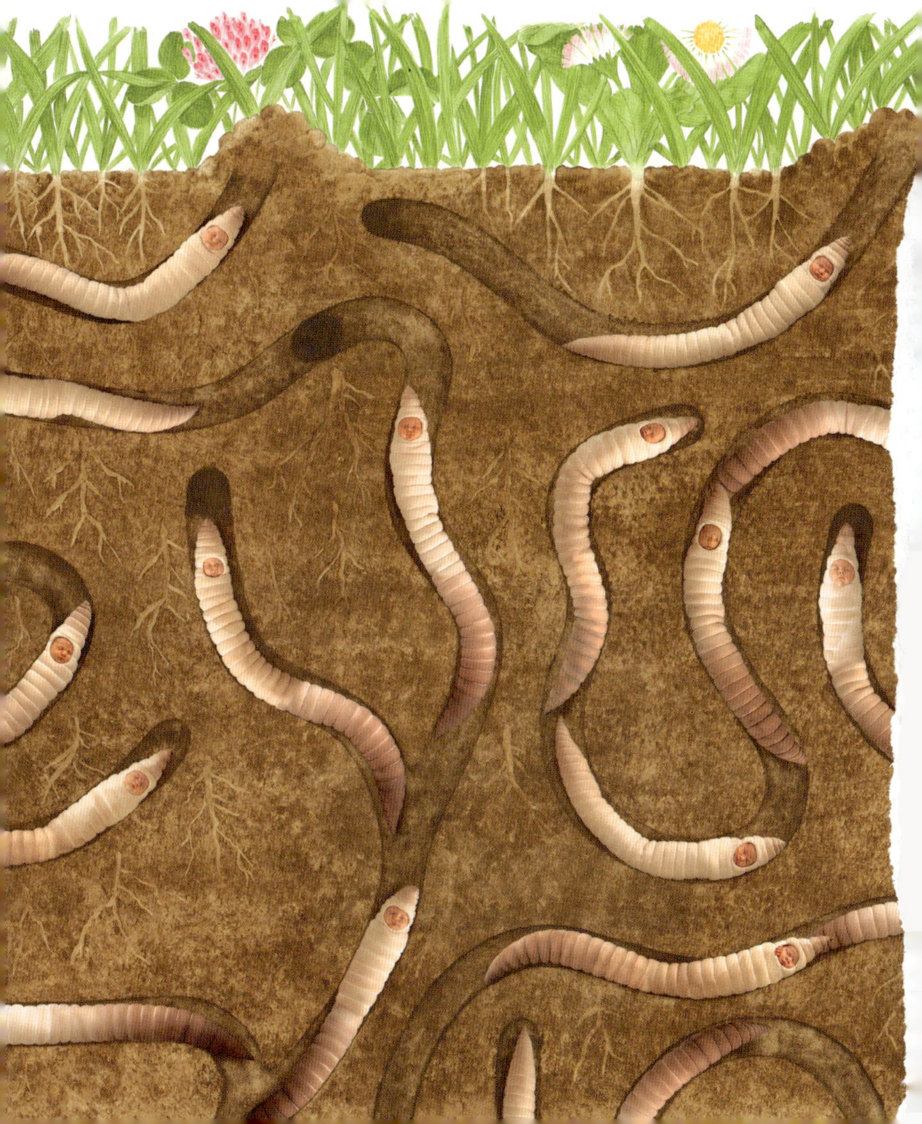

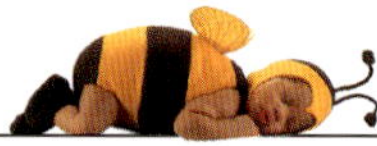

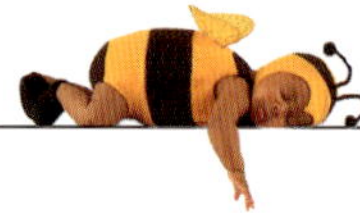

»Ich habe mal gehört, dass Hummeln kein eigenes Zuhause haben, aber gerne *in* Zucchiniblüten schlafen. Doch manchmal, wenn viele Wolken am Himmel sind, schließen sich die Blüten schon *früh* ...«

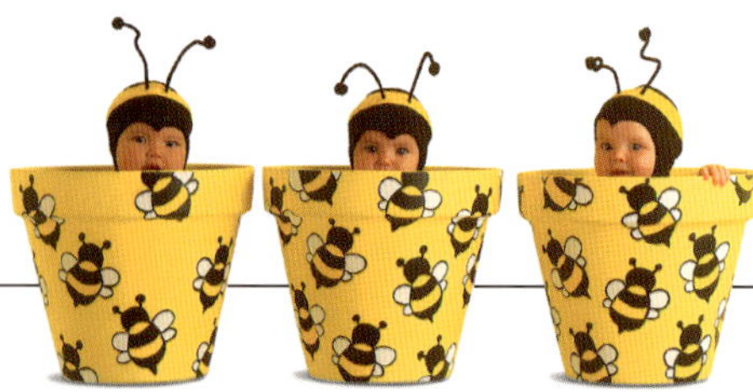

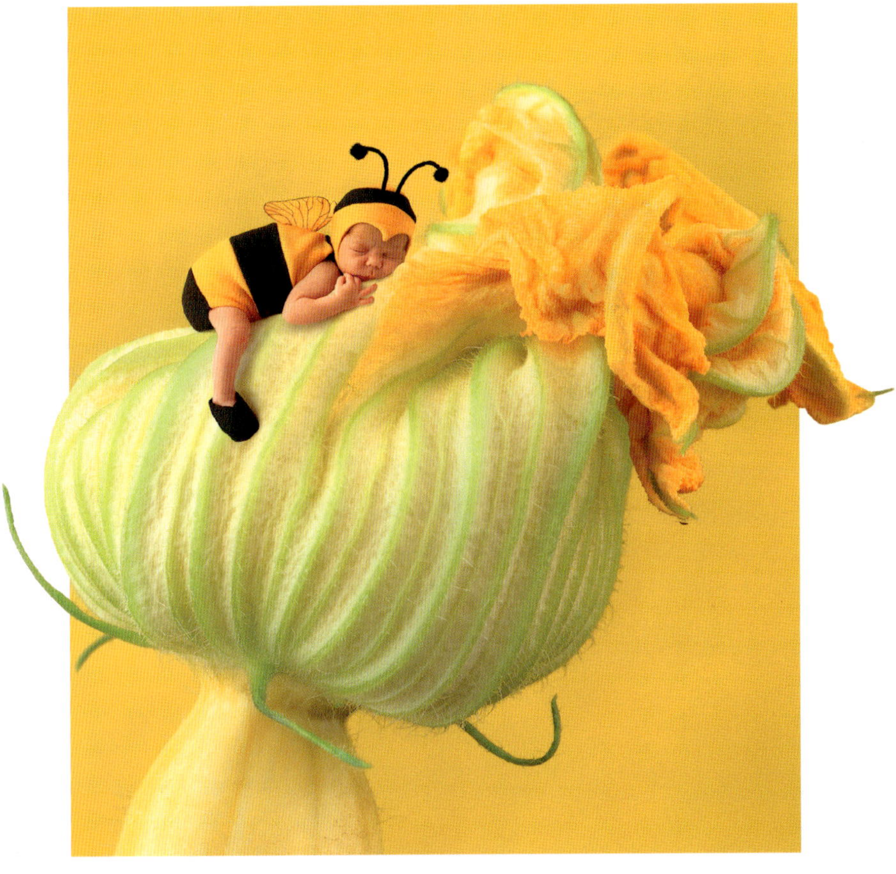

Eine
Glucke

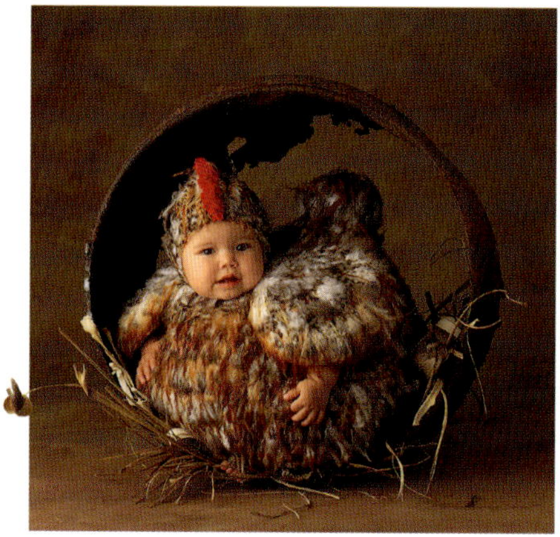

ist die
beste Mutter
der Welt.

Glucke: Grace   Küken: Brittany

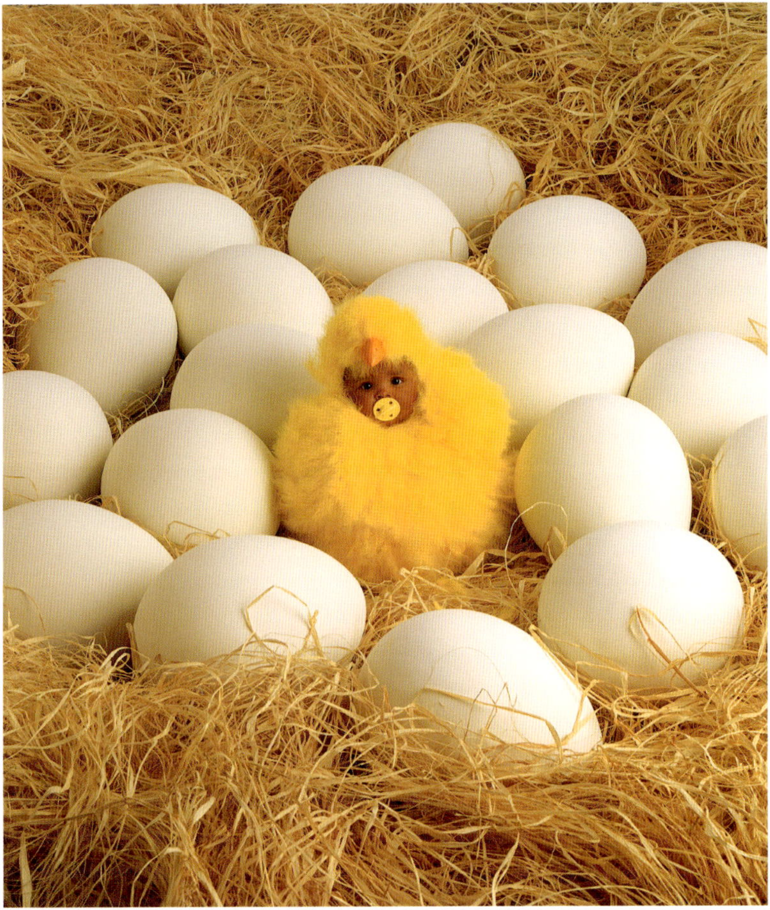

Manche Vögel

sind wirklich

haben KEINEN

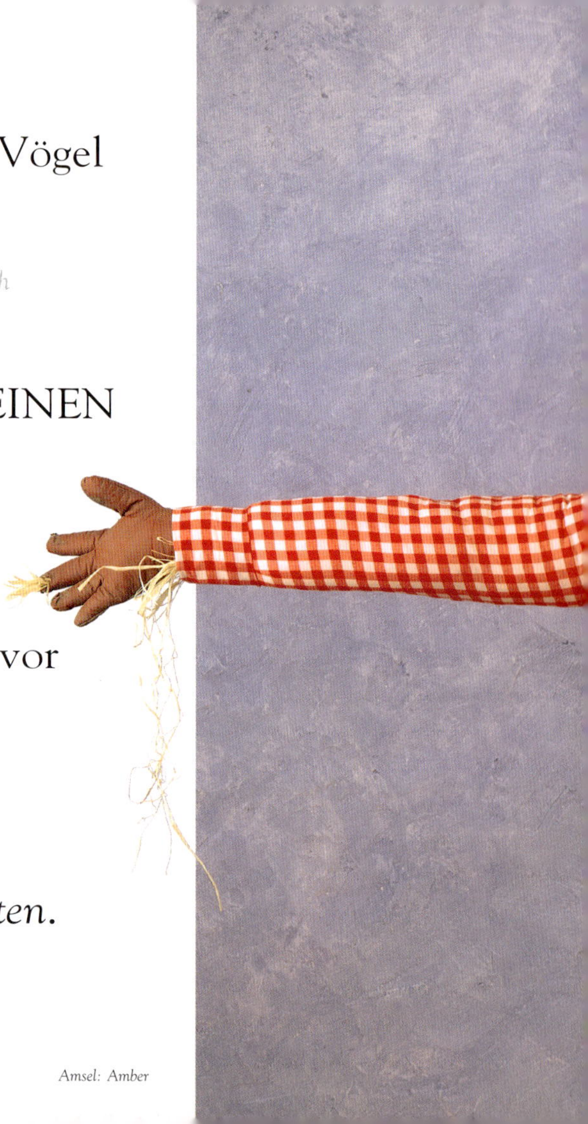

nicht zum

Respekt vor

Fürchten

Vorschriften.

Amsel: Amber

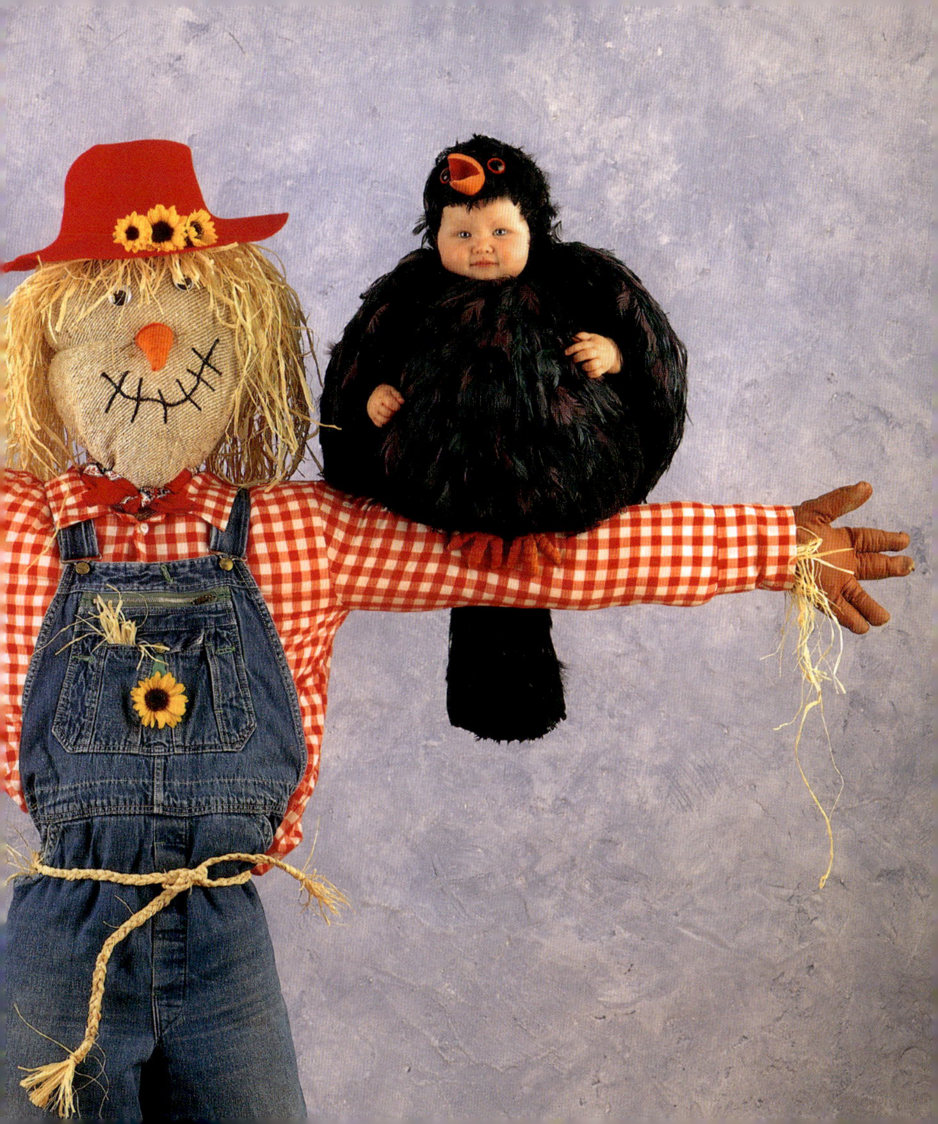

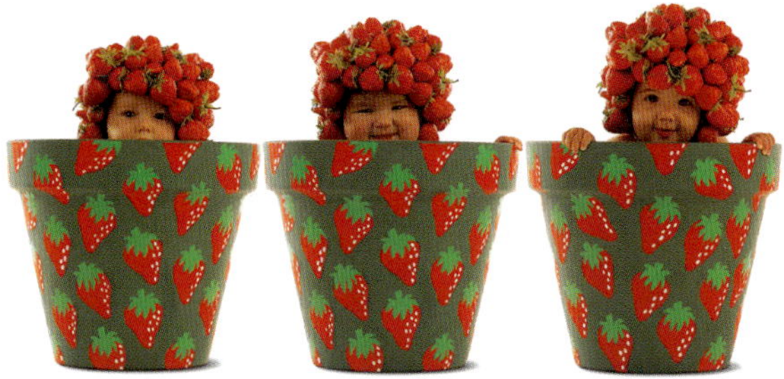

Selbst gezüchtete Erdbeeren

Es
gibt
nichts
Besseres.

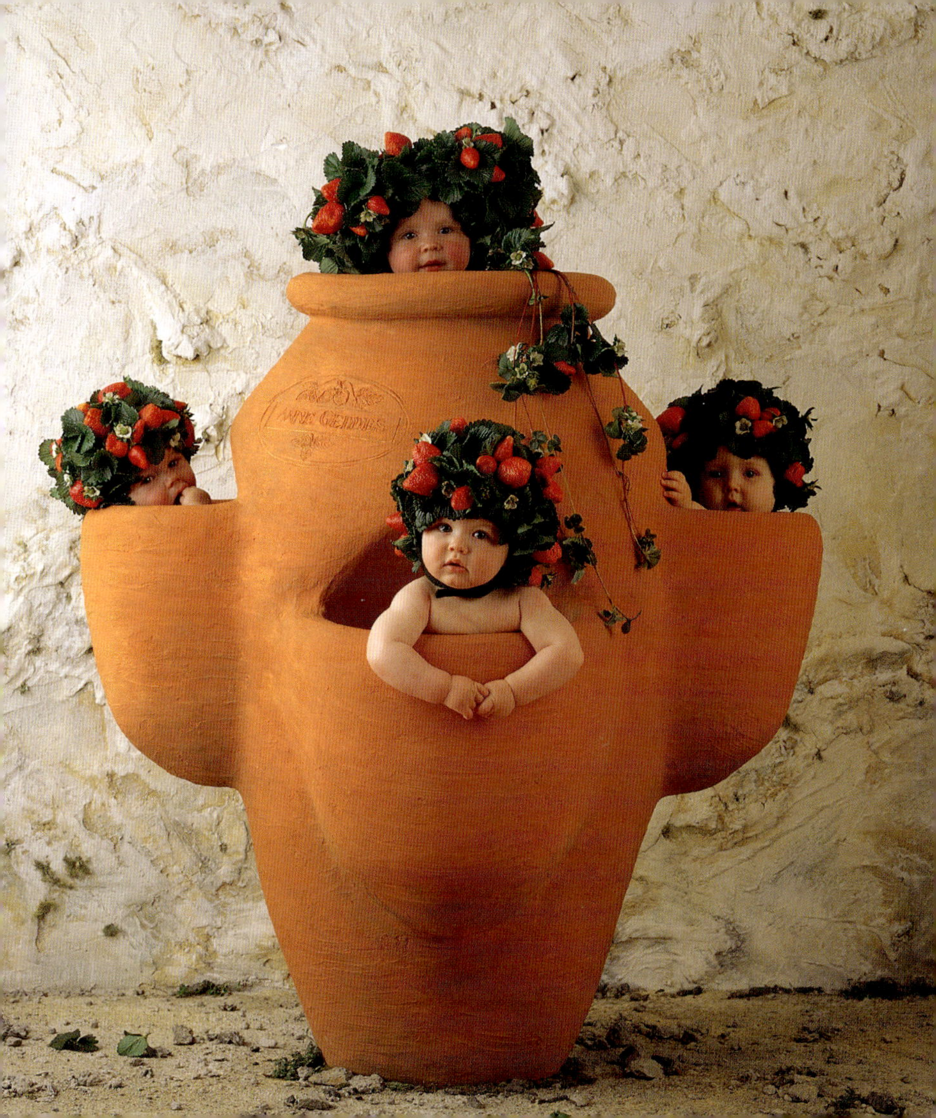
ANNE GEDDES

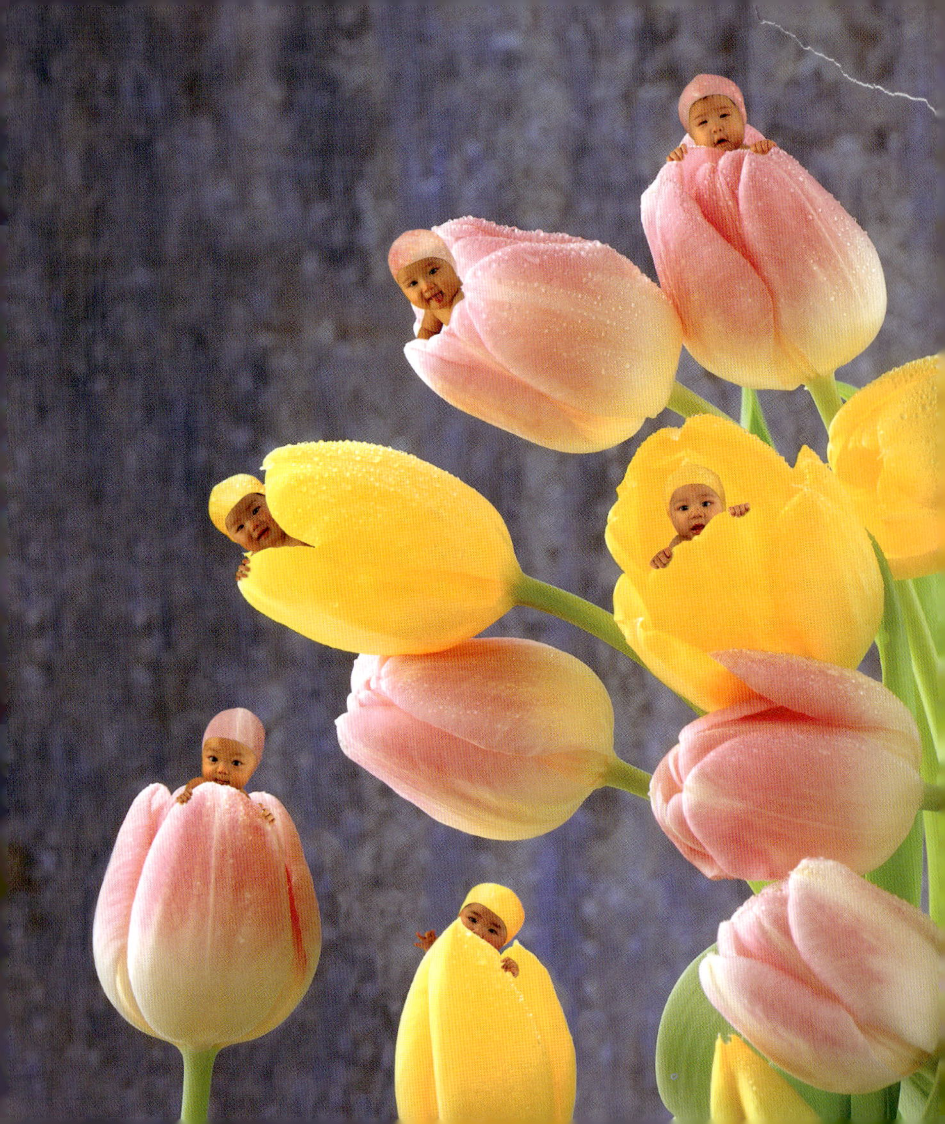

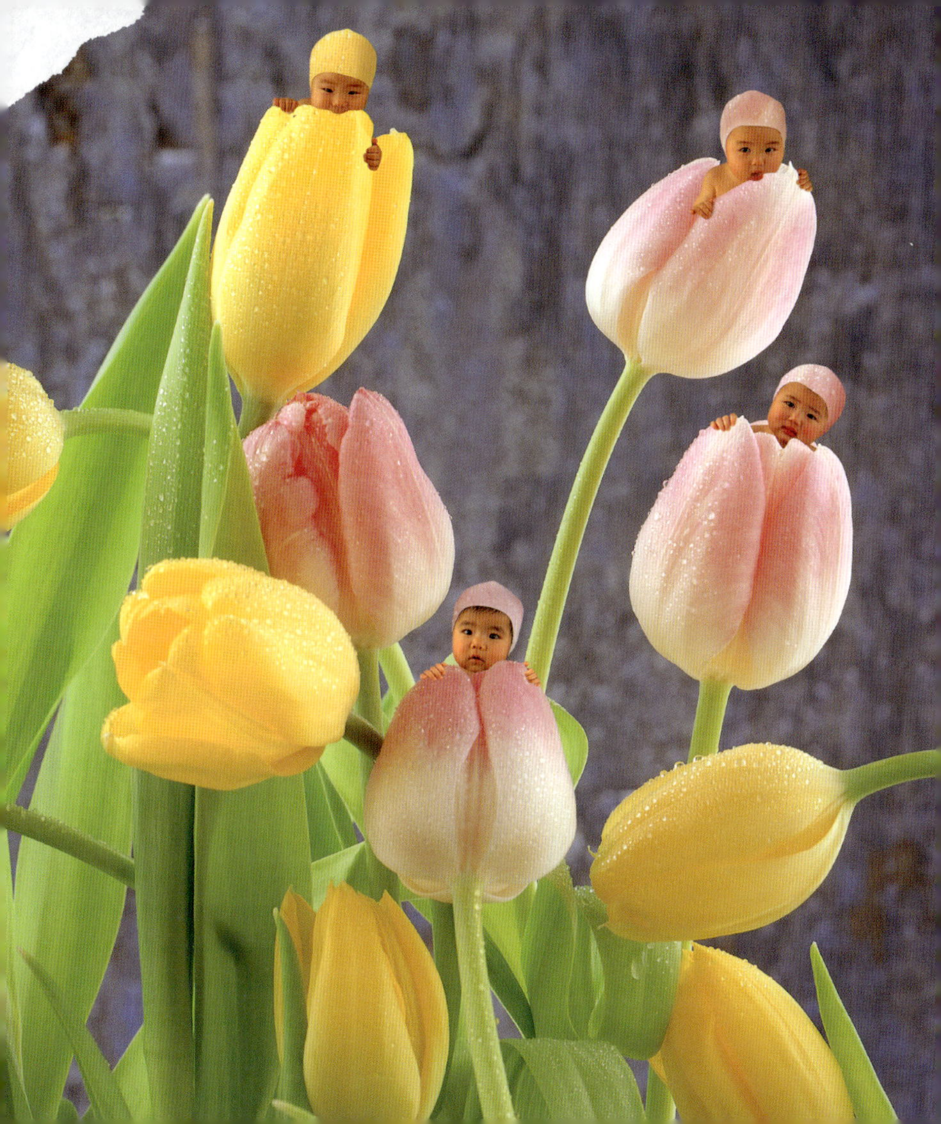

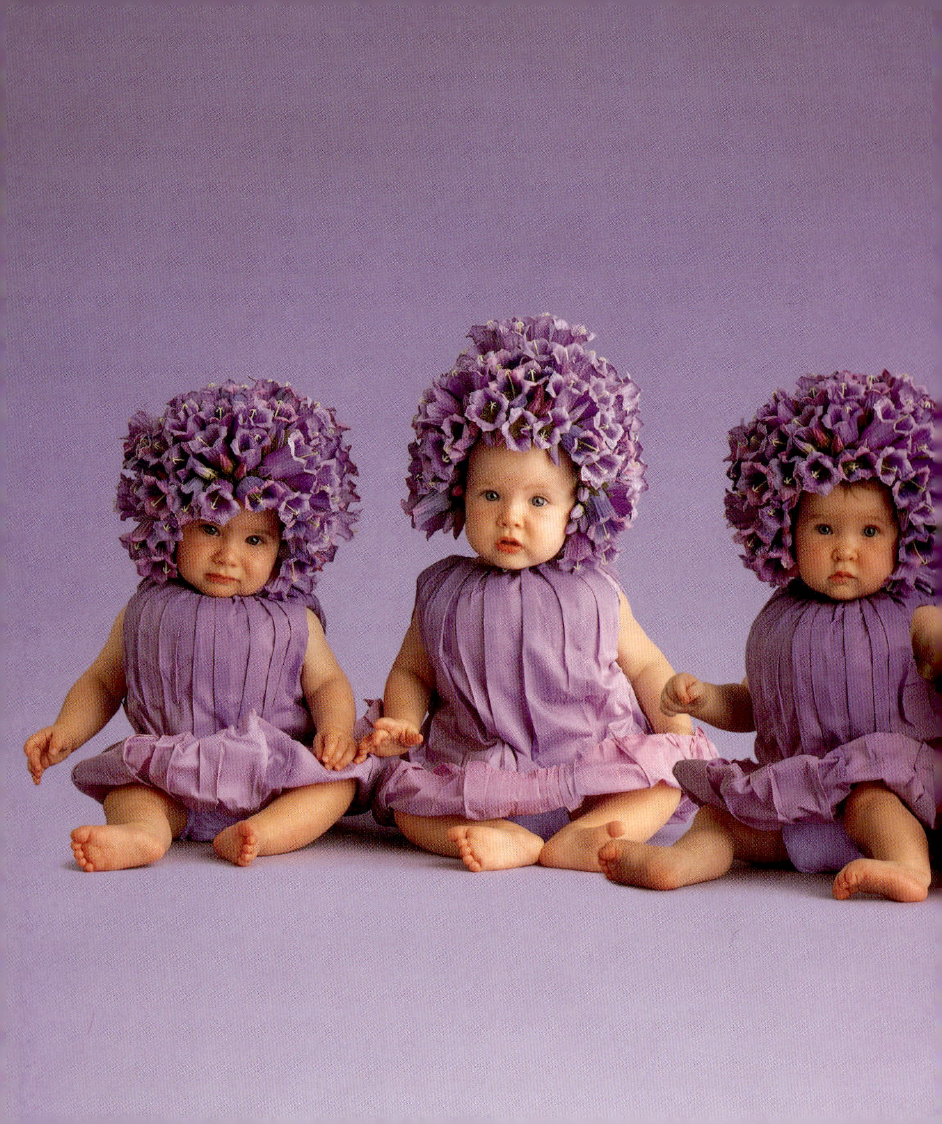

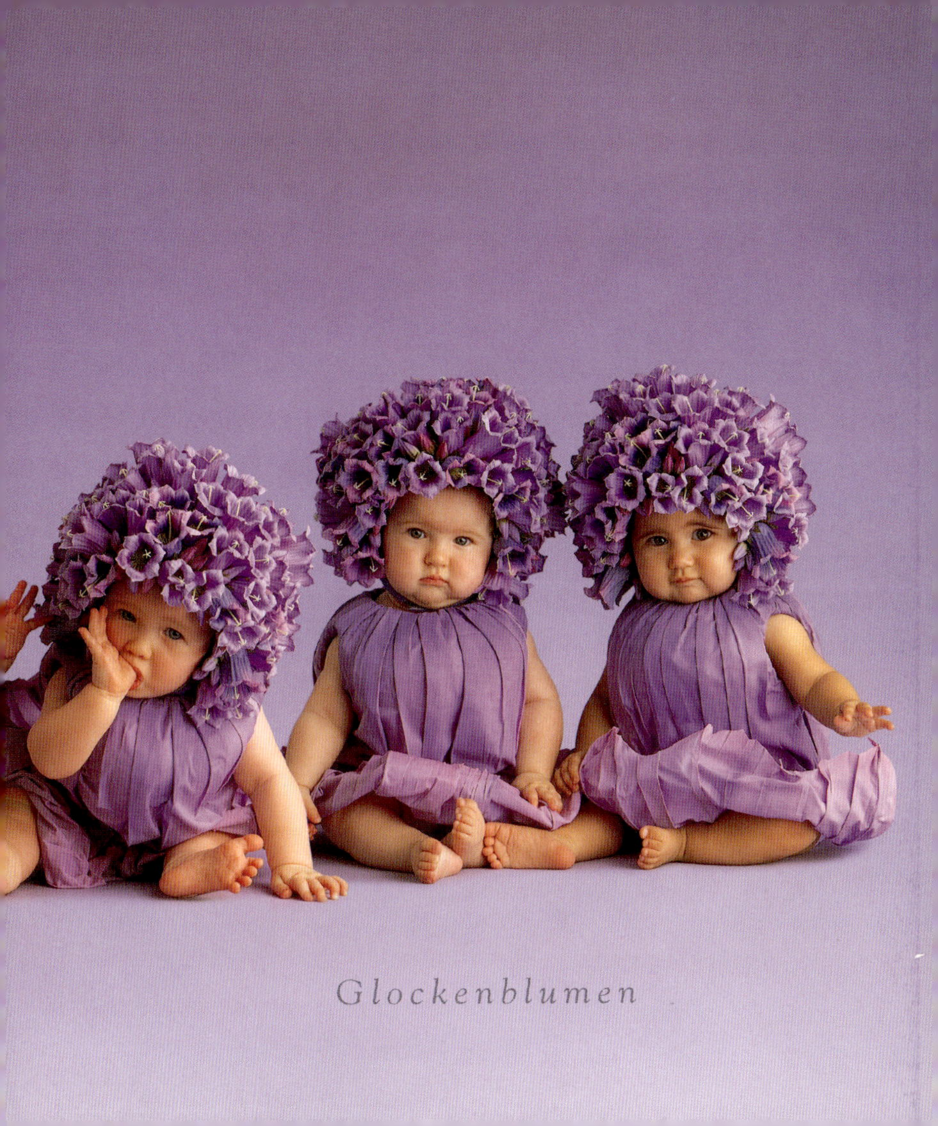

Glockenblumen

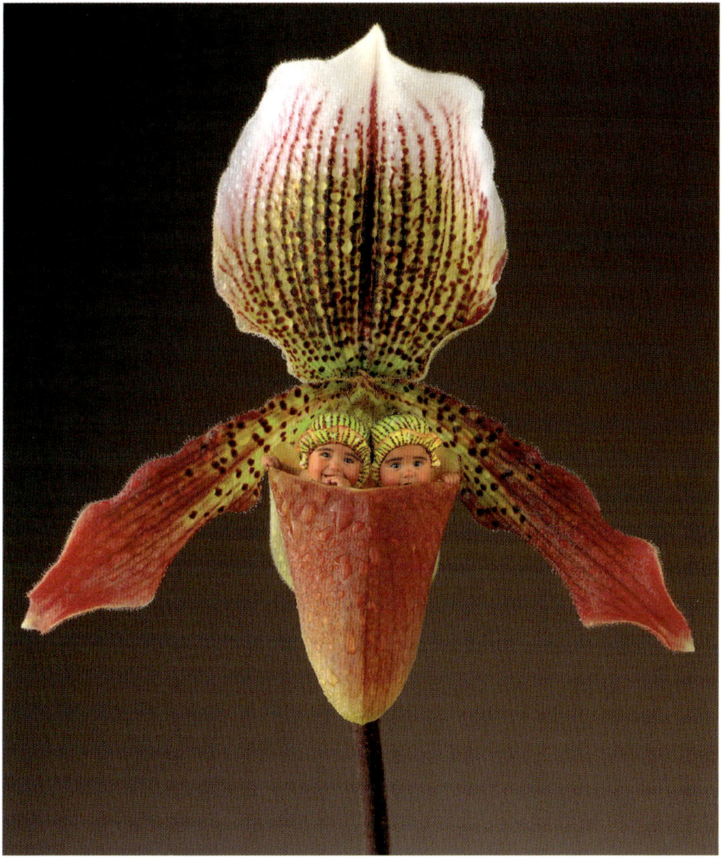

Frauenschuhorchidee-Zwillinge: Brooke und Starcia

Hydrangiss Babyiss

(Seltene Hortensienart)

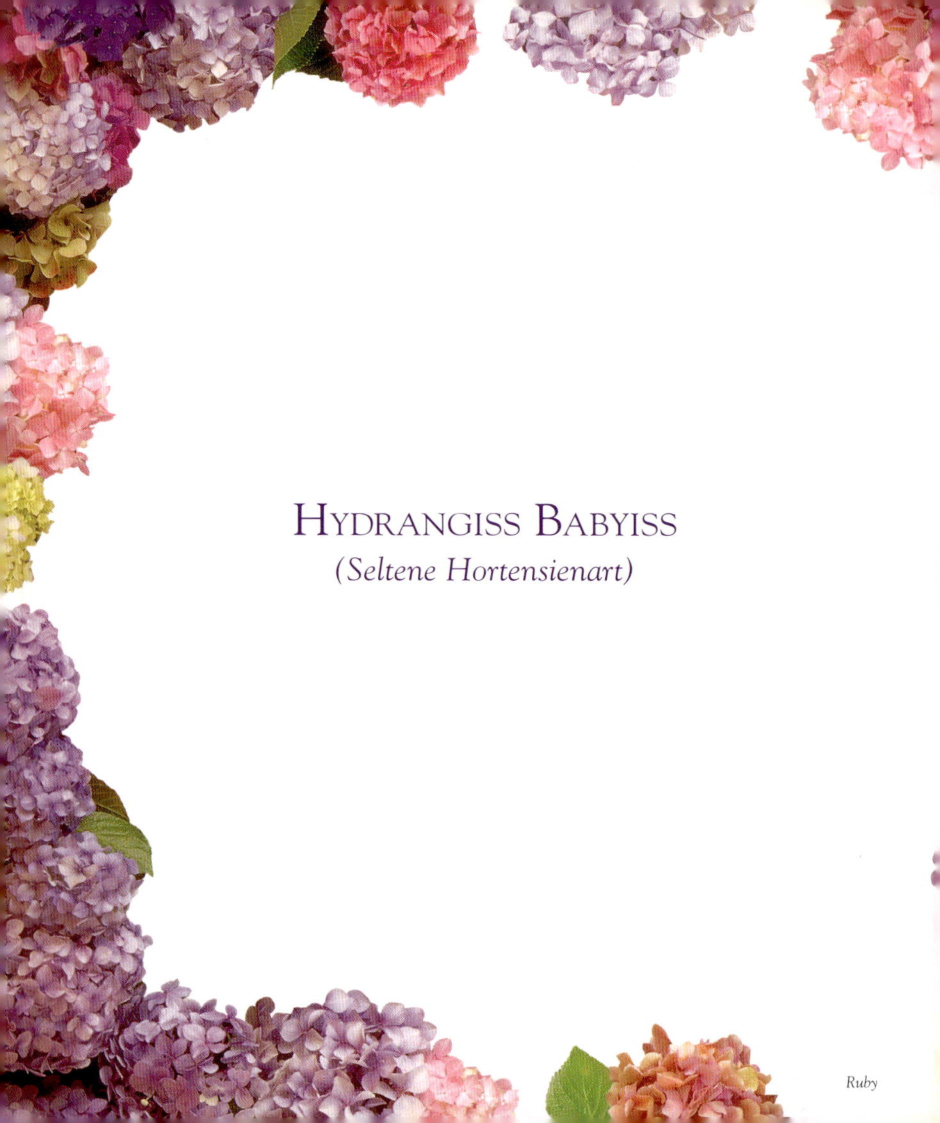

Ruby

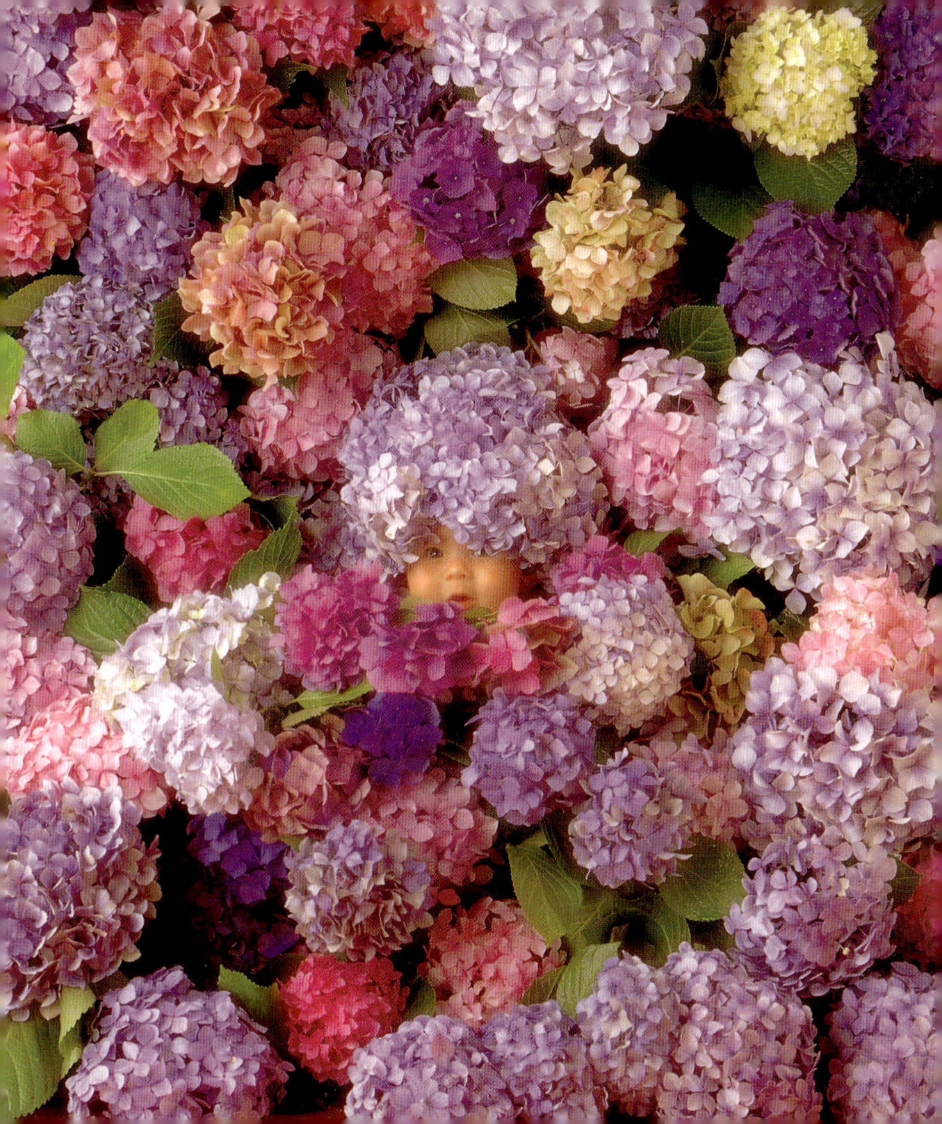

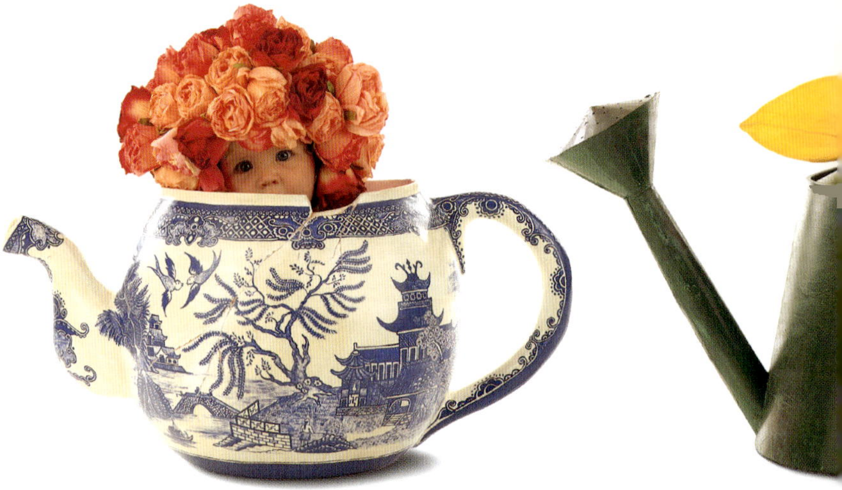

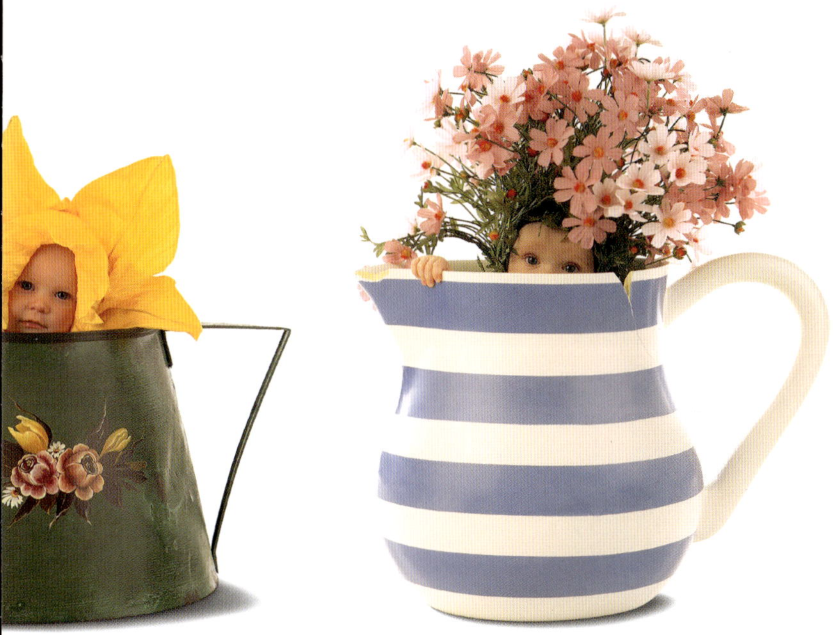

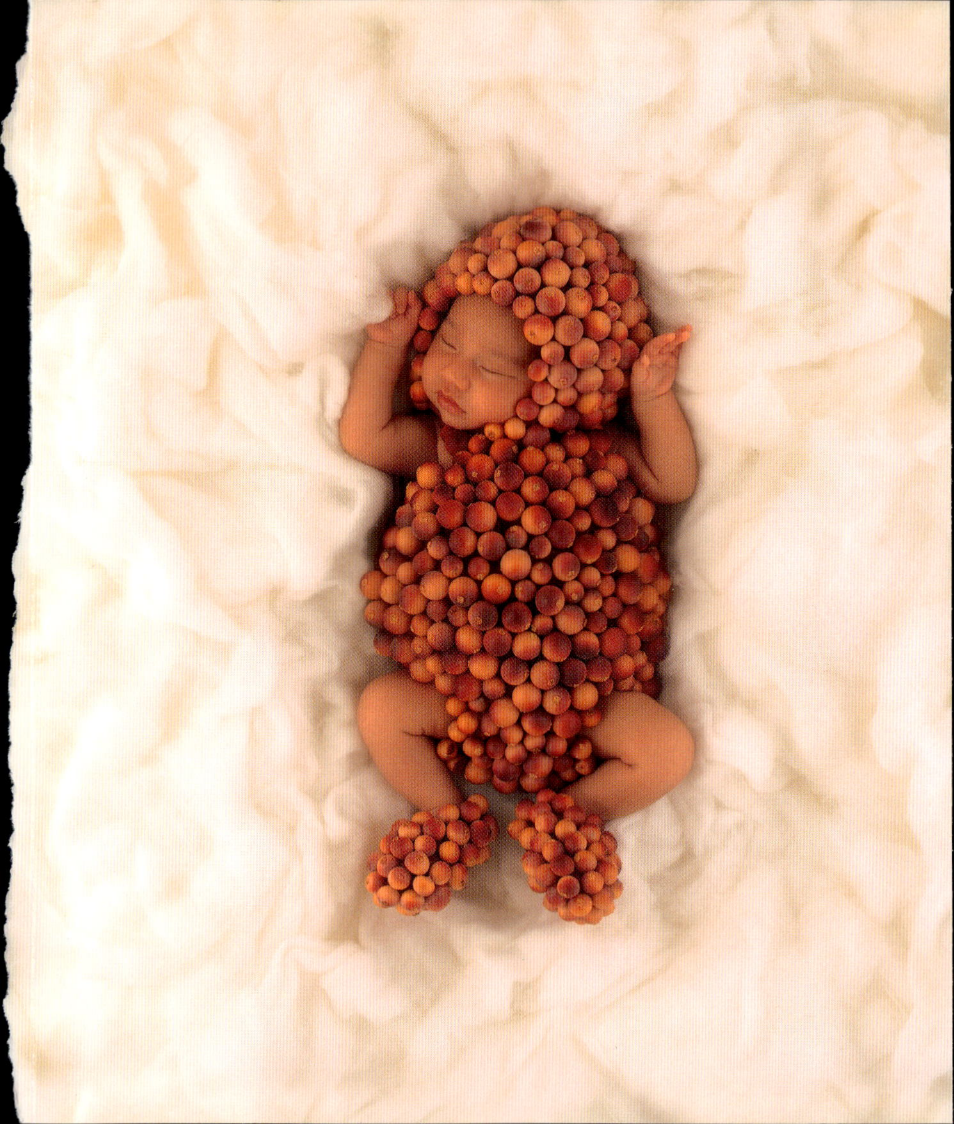

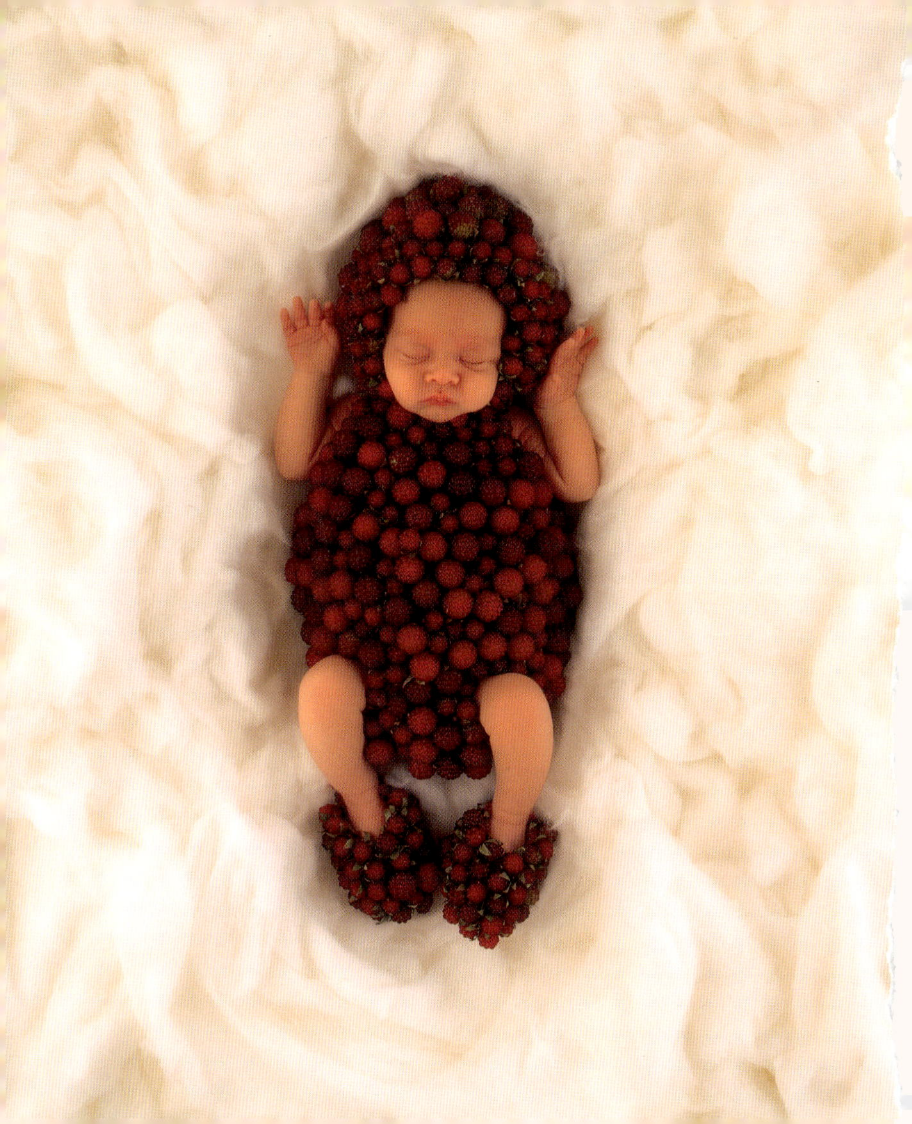

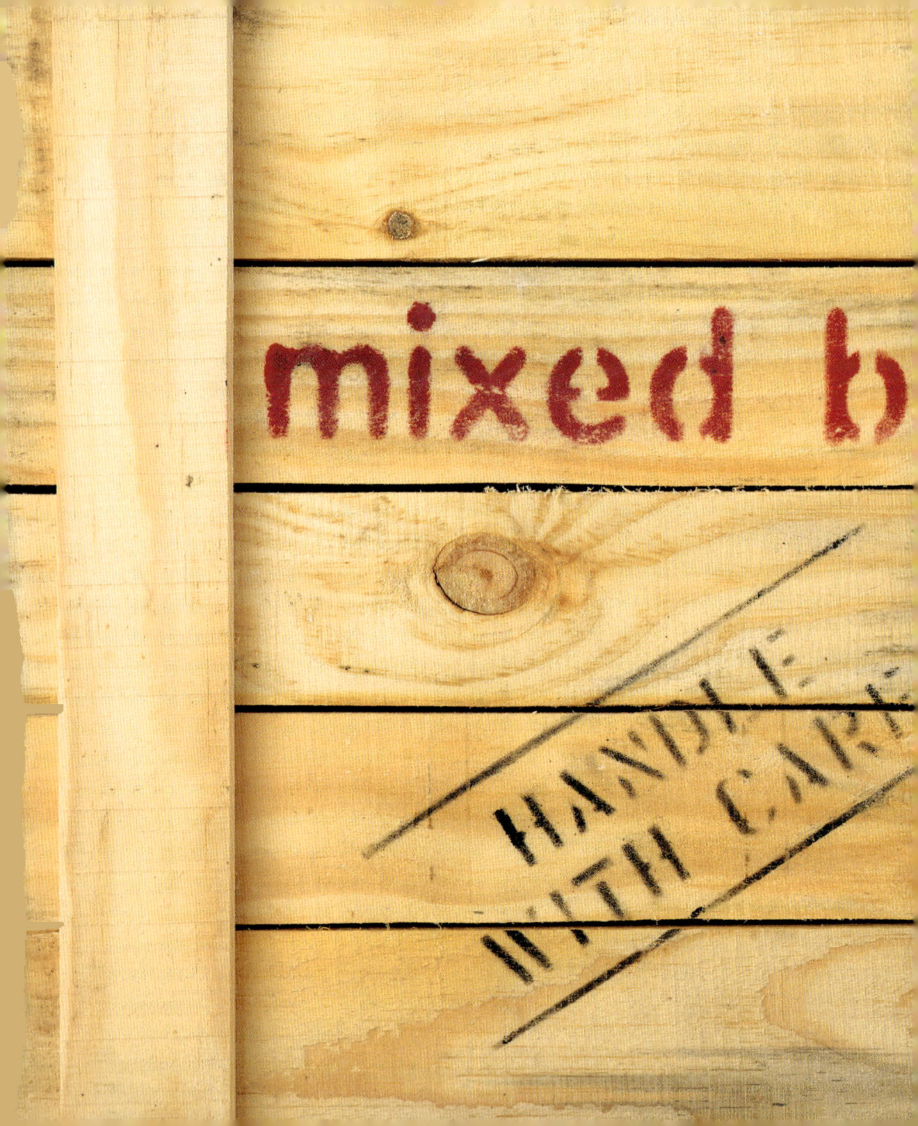

mixed b
HANDLE
WITH CAR

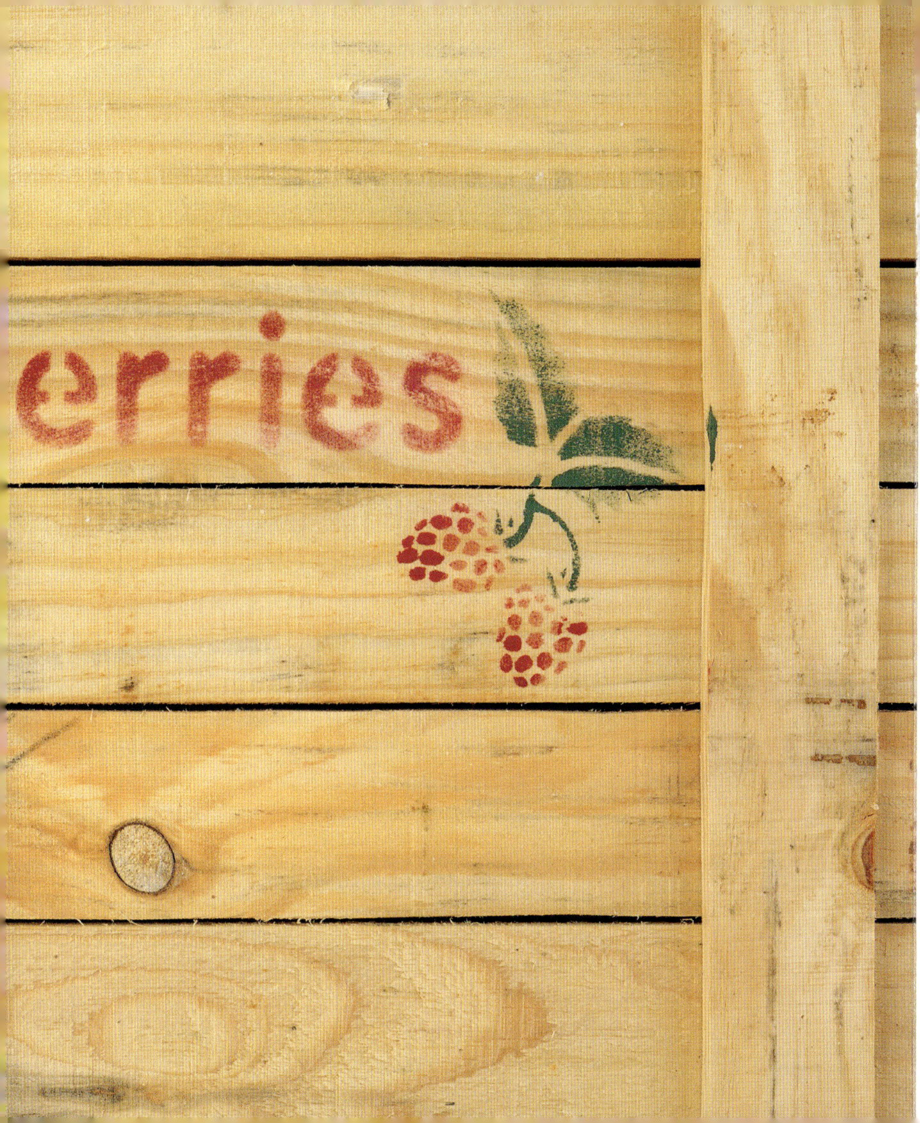
erries

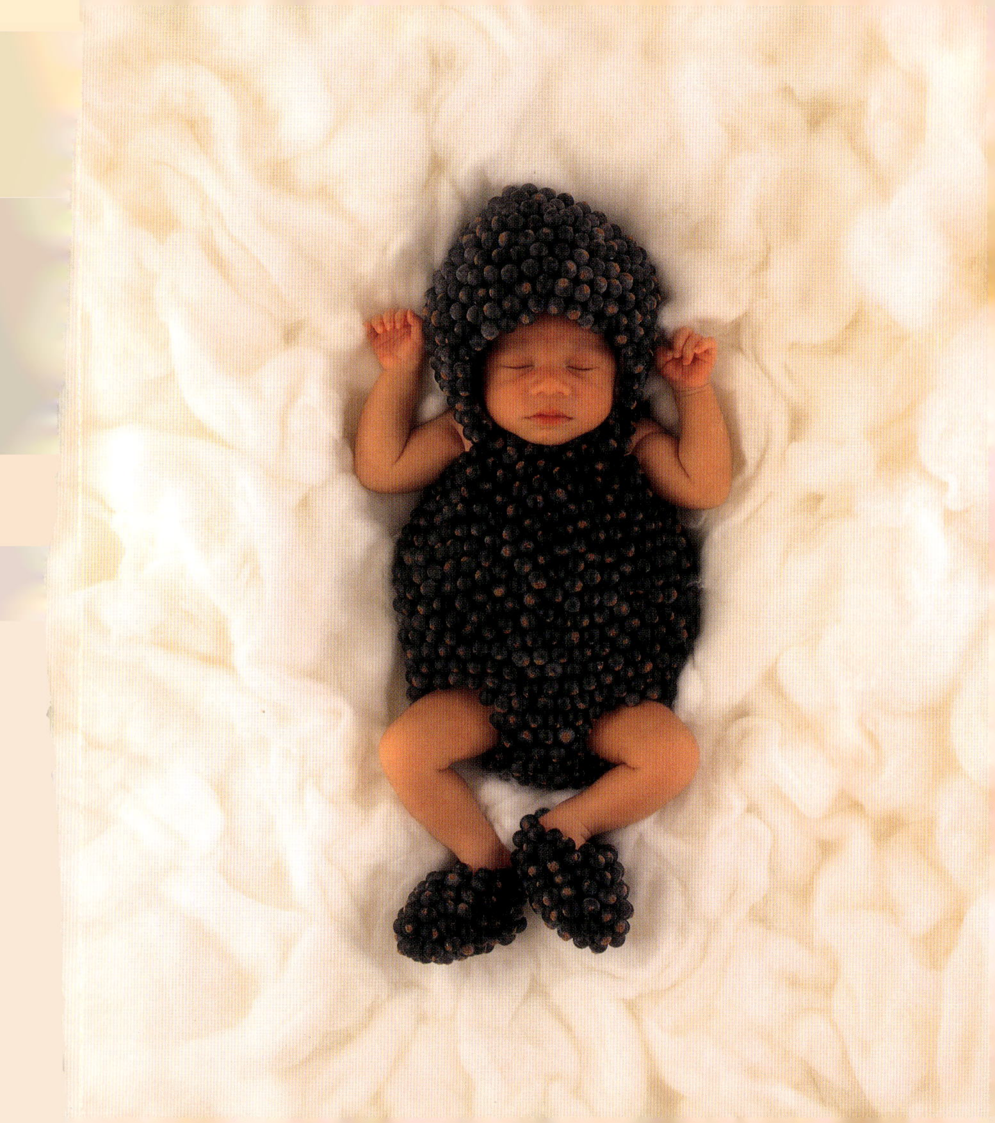

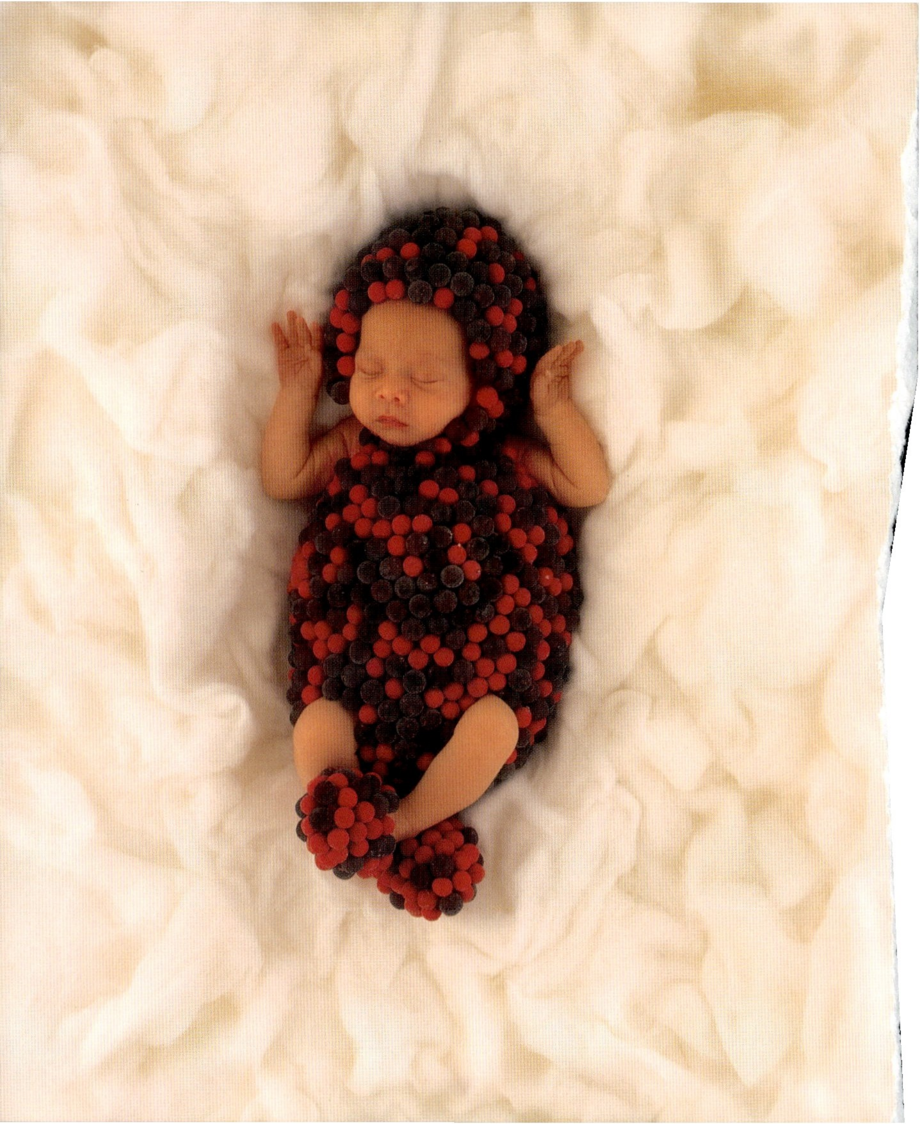

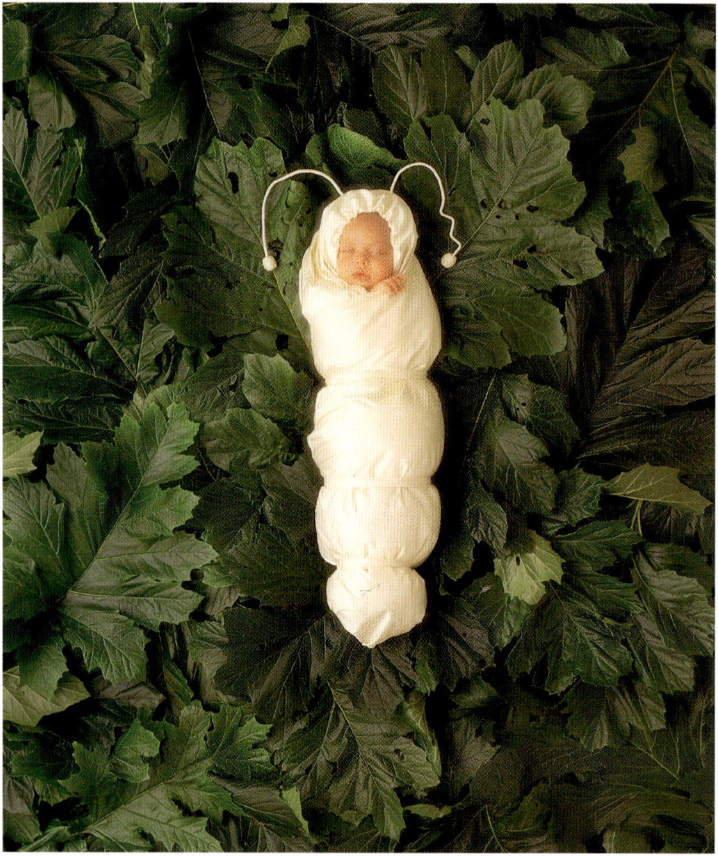

Seidenraupe: Jacob

Die

wunderbare

Entpuppung …

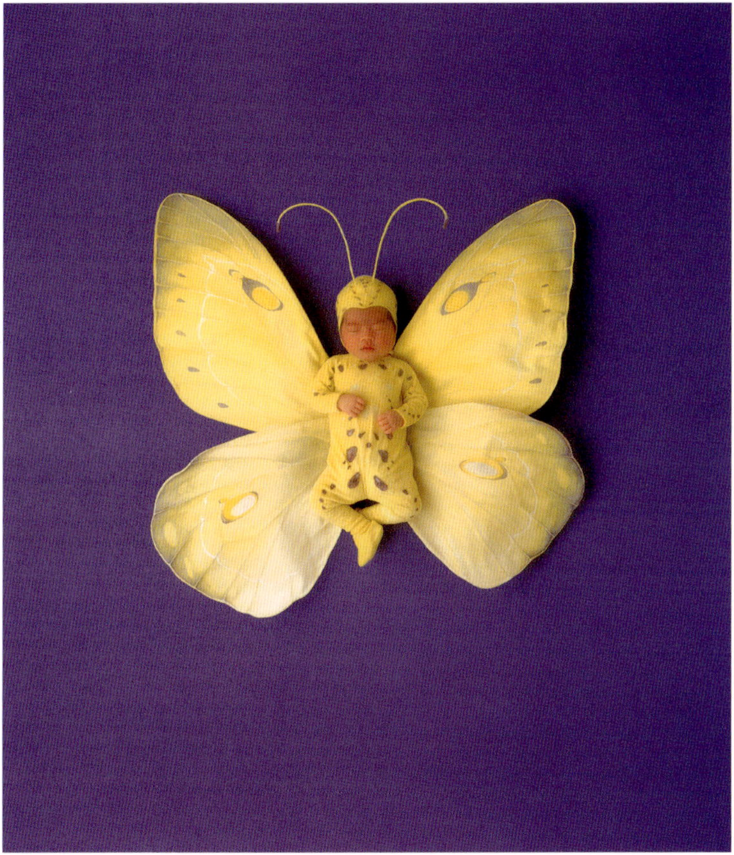

Schmetterling: Fiona

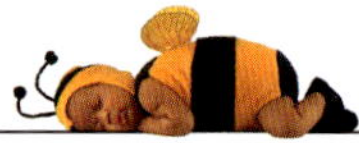

Koseworte aus dem Gartenreich

Zuckererbse

Kirschblüte

Rosenknospe

Butterblume

Palmkätzchen

Honigbiene

Lass nie eine Gelegenheit verstreichen,
jemandem »Ich liebe dich« zu sagen.

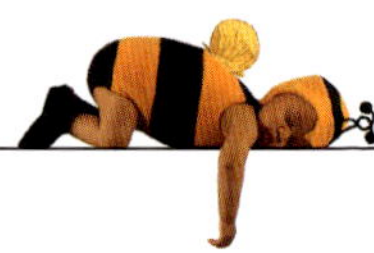

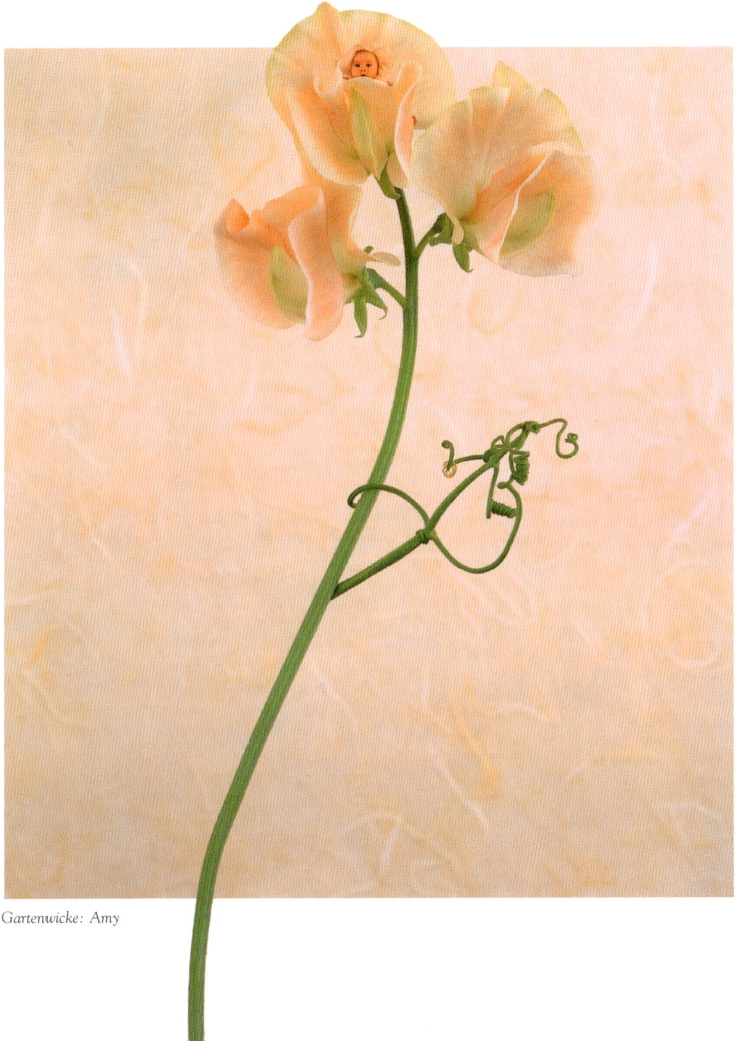

Gartenwicke: Amy

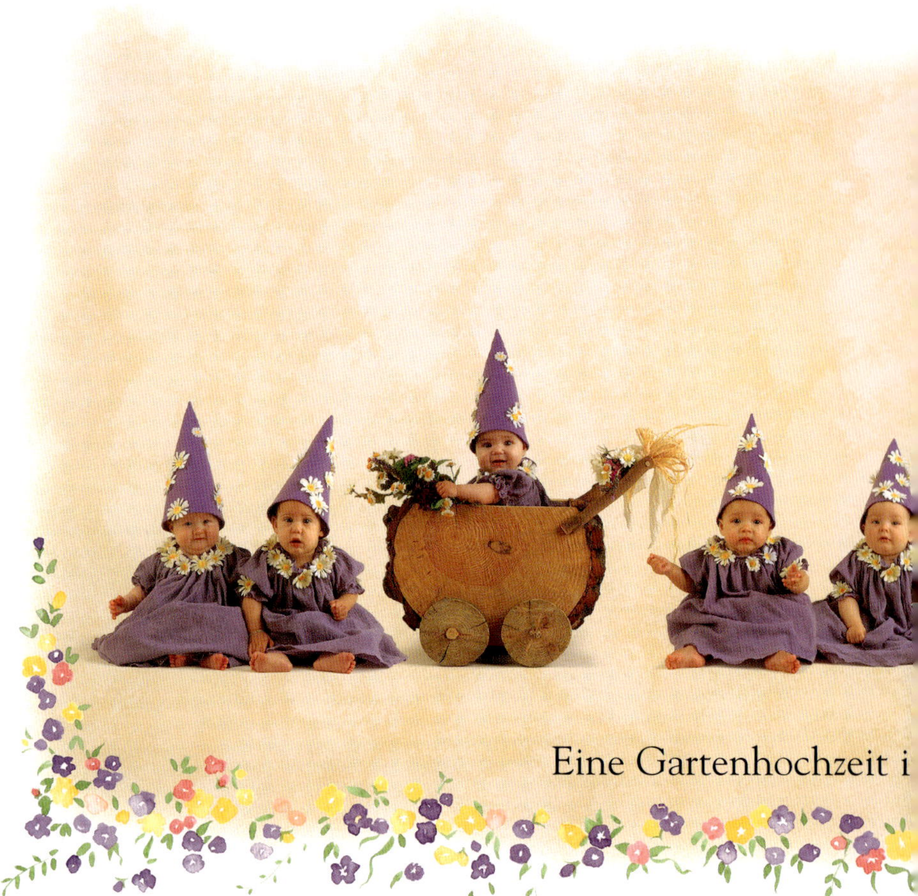

Eine Gartenhochzeit i

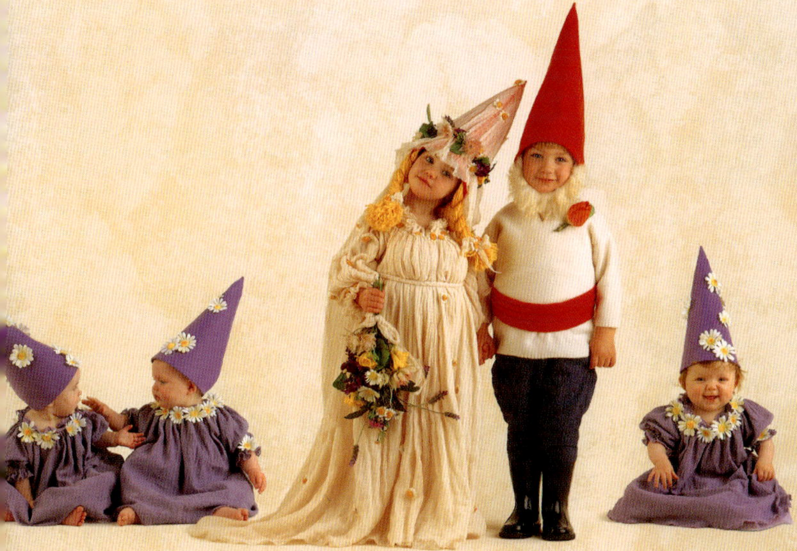

ommer ist immer ein Vergnügen.

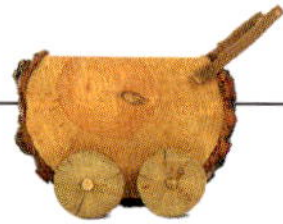

Bis

vor kurzem

glaubte man,

dass

Zwergenmütter

immer nur

Zwillinge bekommen.

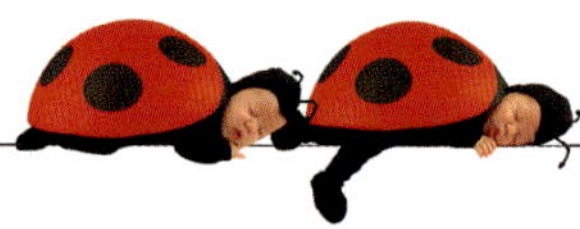

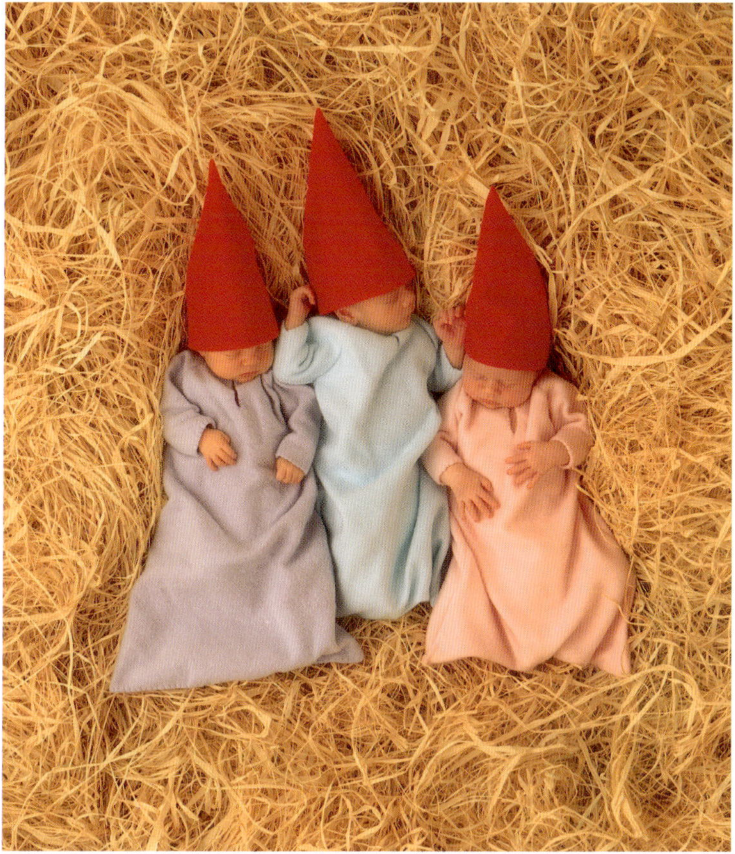

Neugeborene Zwerge: Laura, Te Naawe und Kayleen

In

stillen

Winkeln

des

Gartens

sorgt

Mutter Natur

für

ihre Kinder.

Waldelfe: Sophie

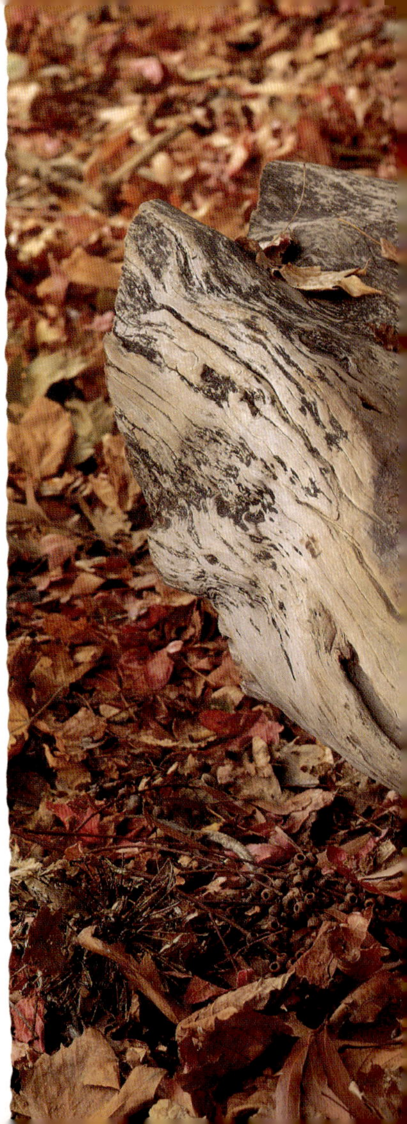

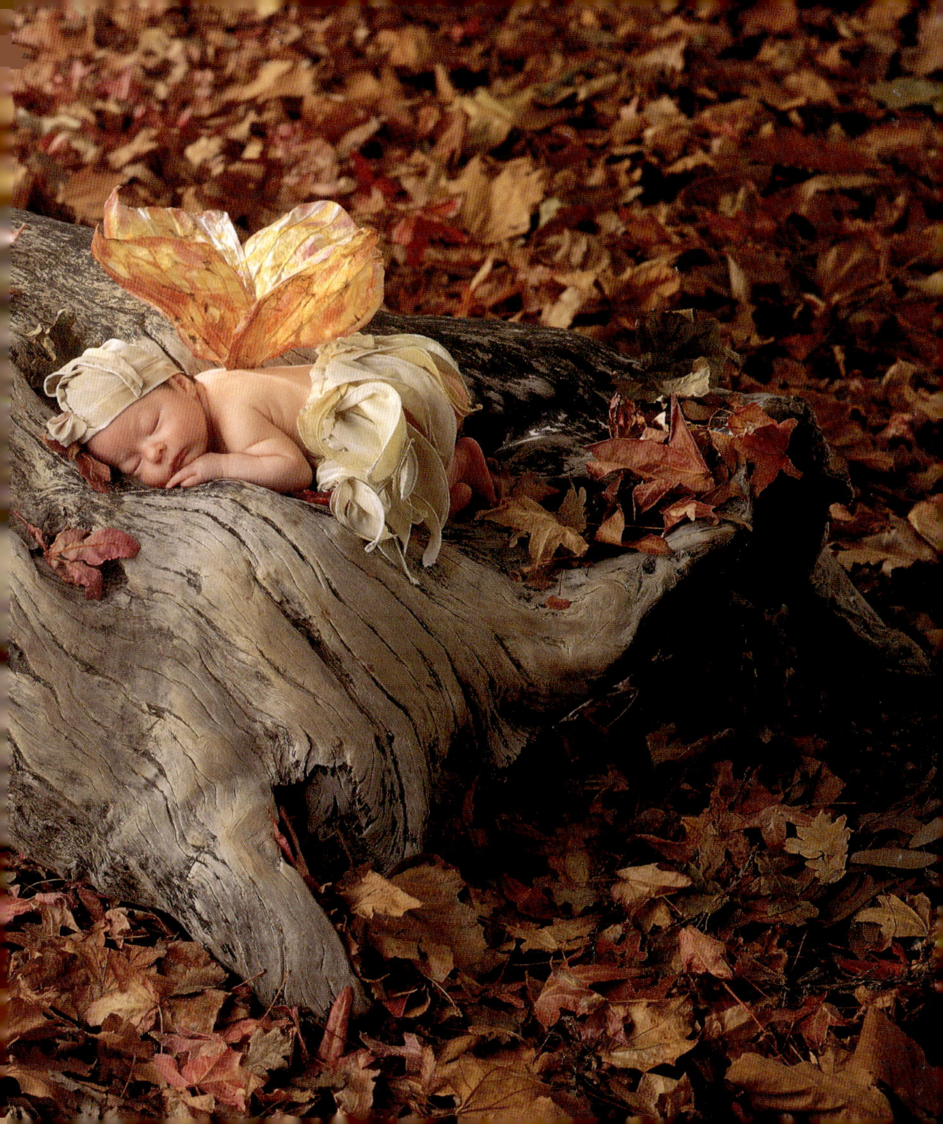

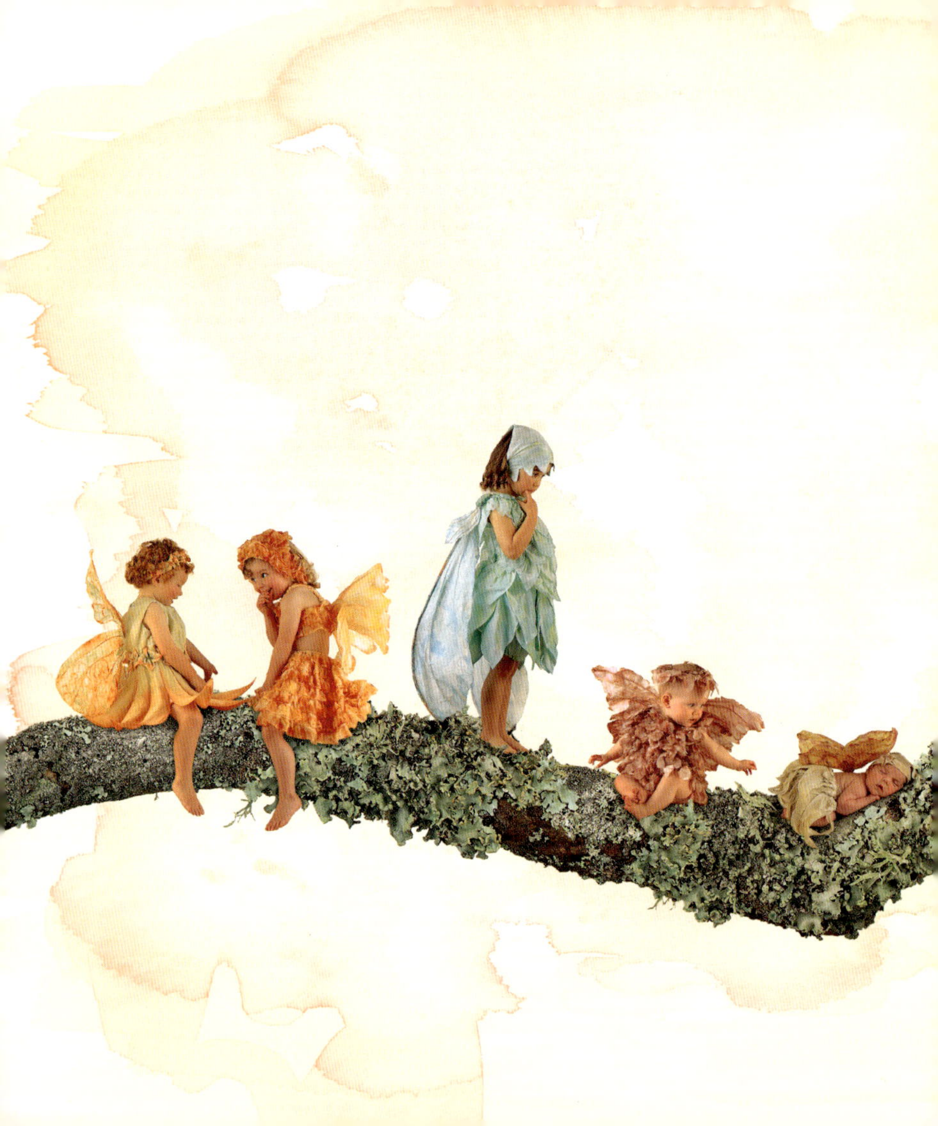

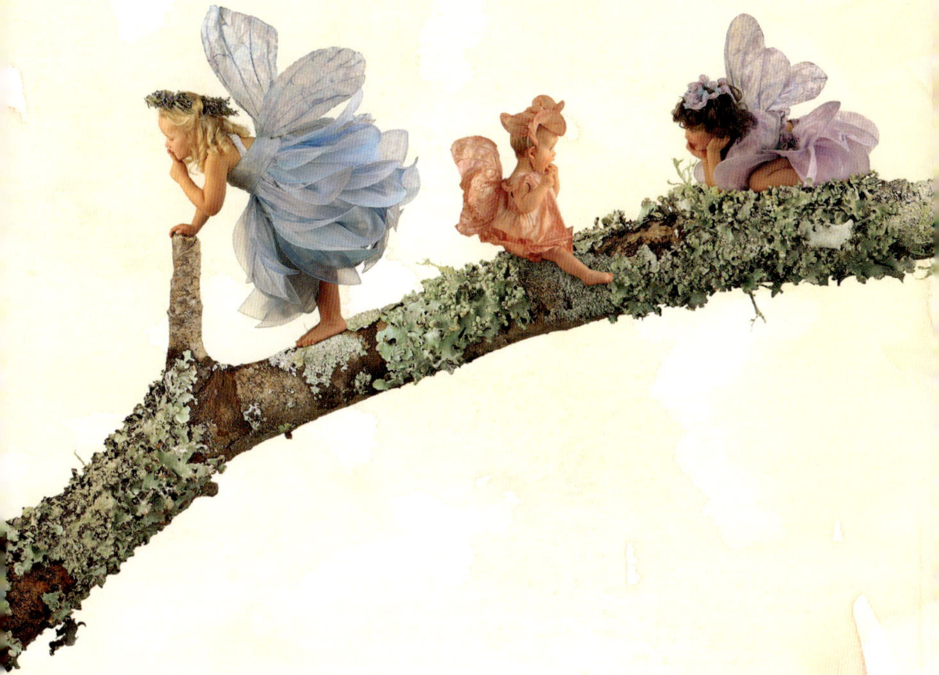

Im Herbst

kann

über Nacht

unerwarteter

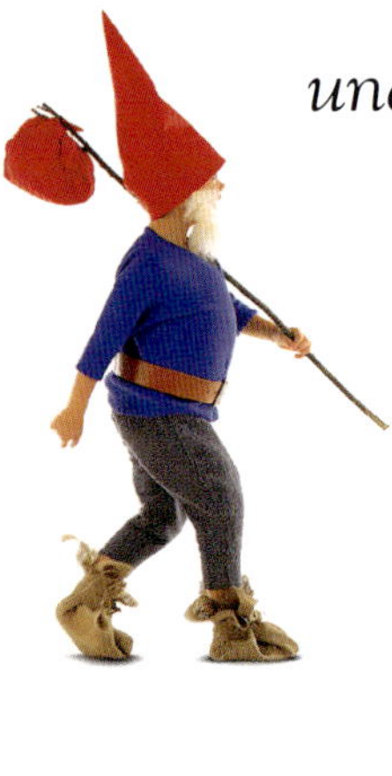

Besuch

kommen ...

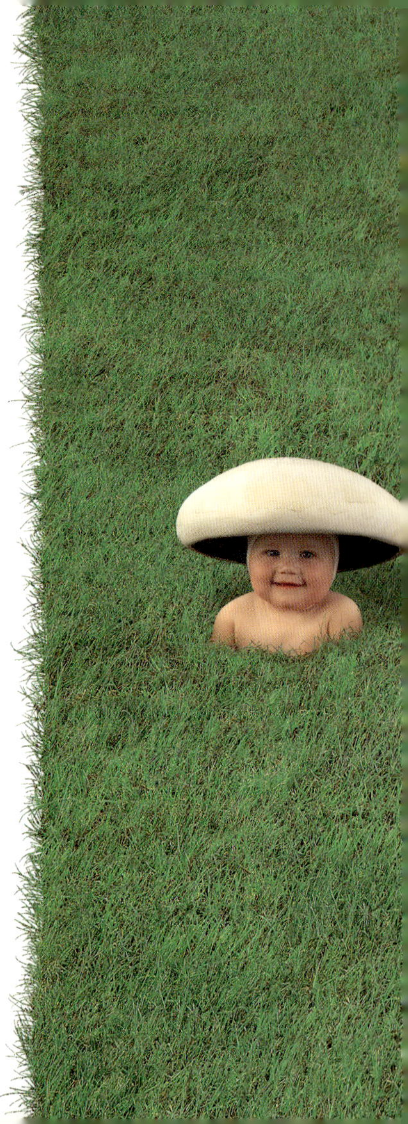

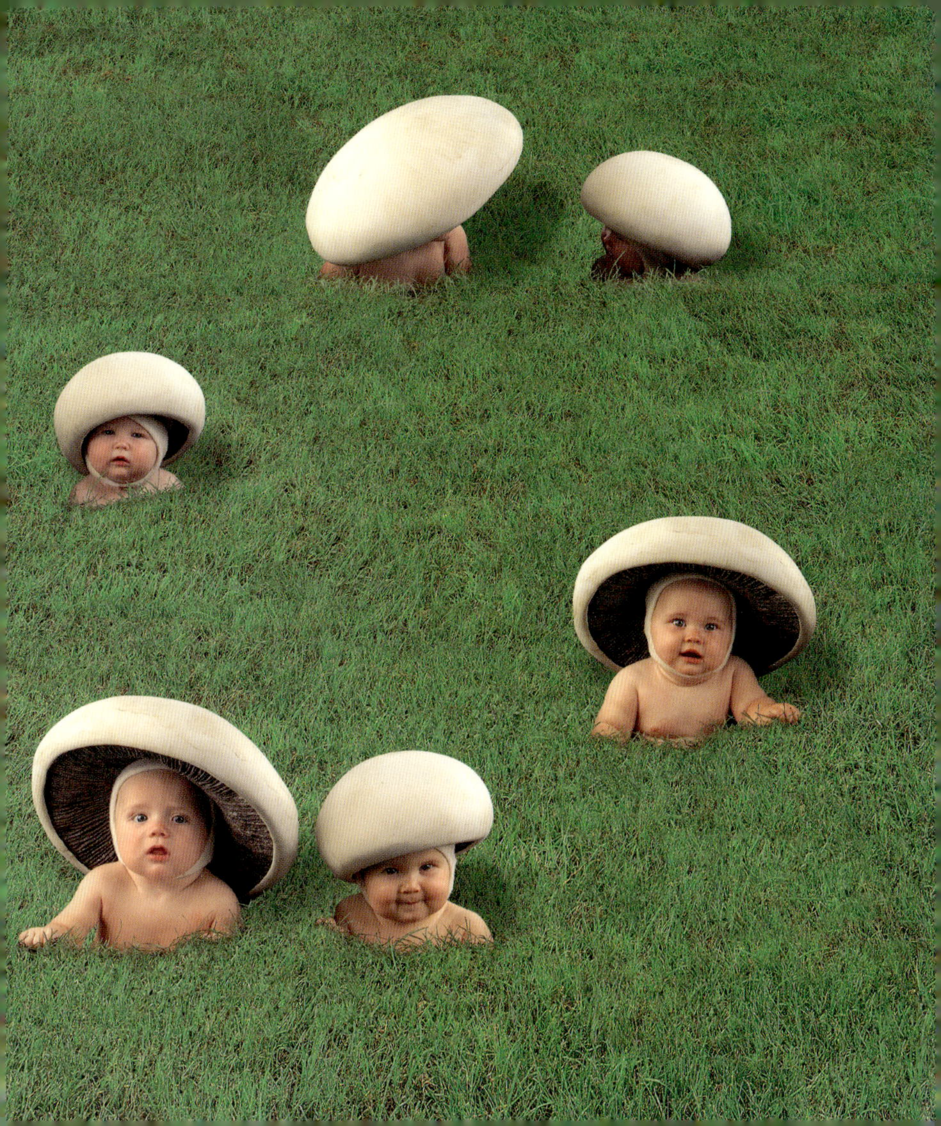

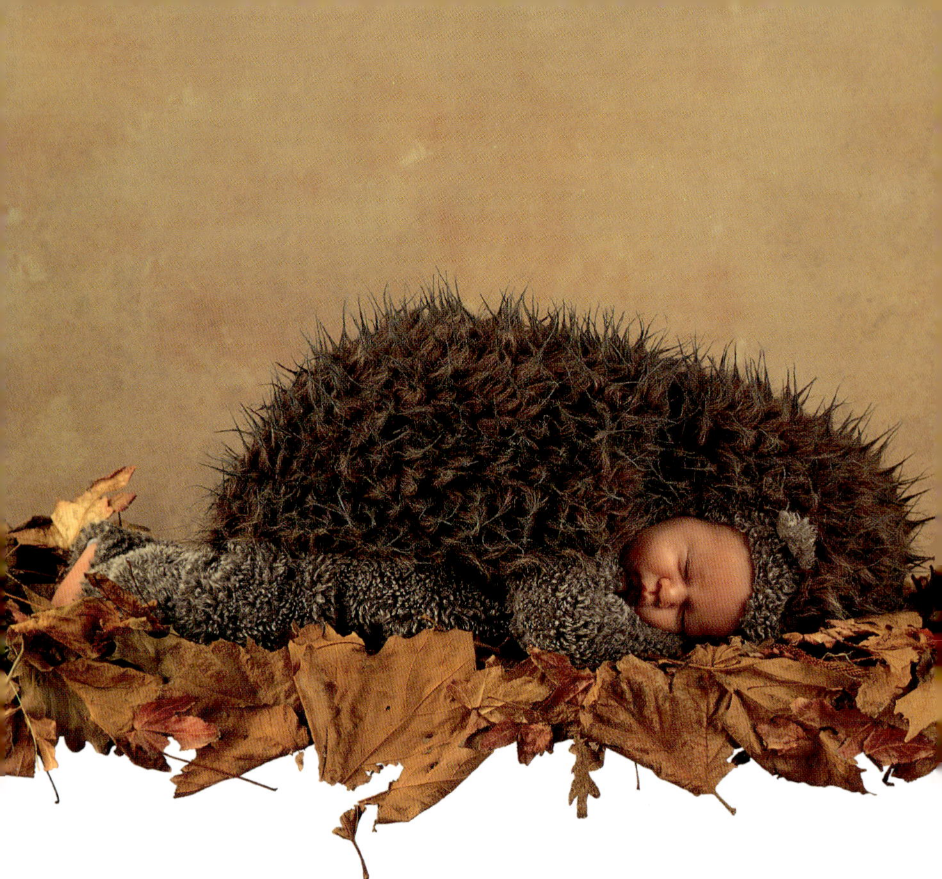

Stell den Igeln hin und wieder eine Schale Milch hin.

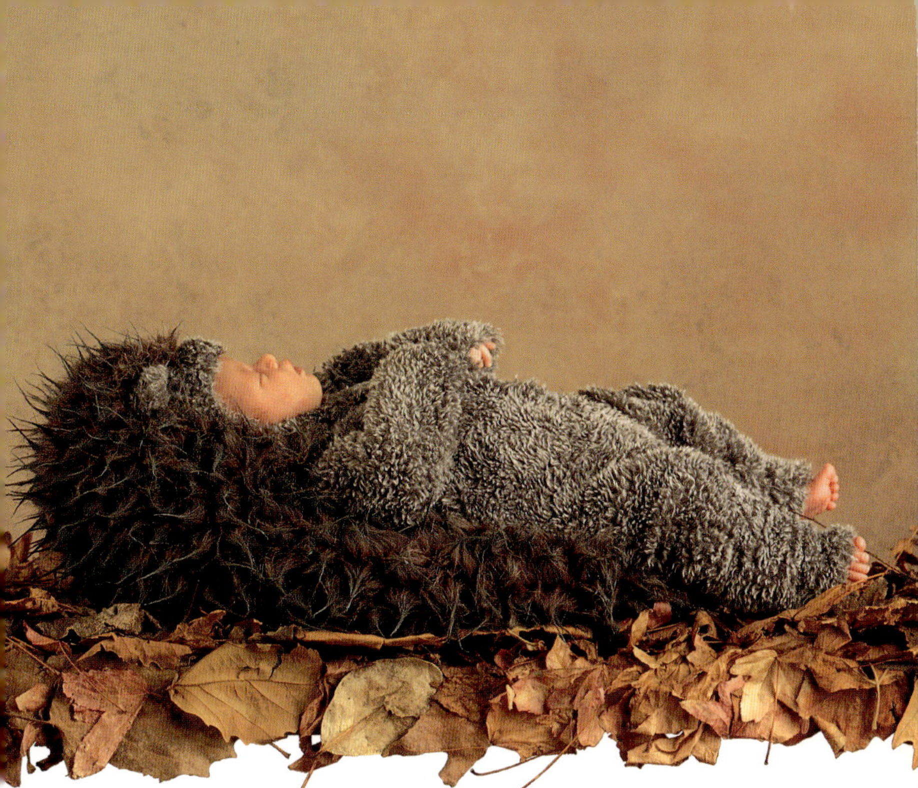

Igelbabys: Shimay und Victoria   Zwergenfrau: Scarlett

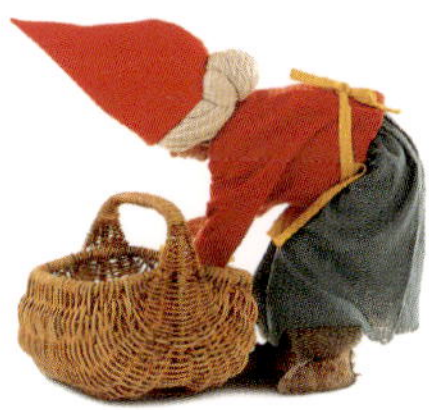

Das hält sie vom Hühnerstall fern.

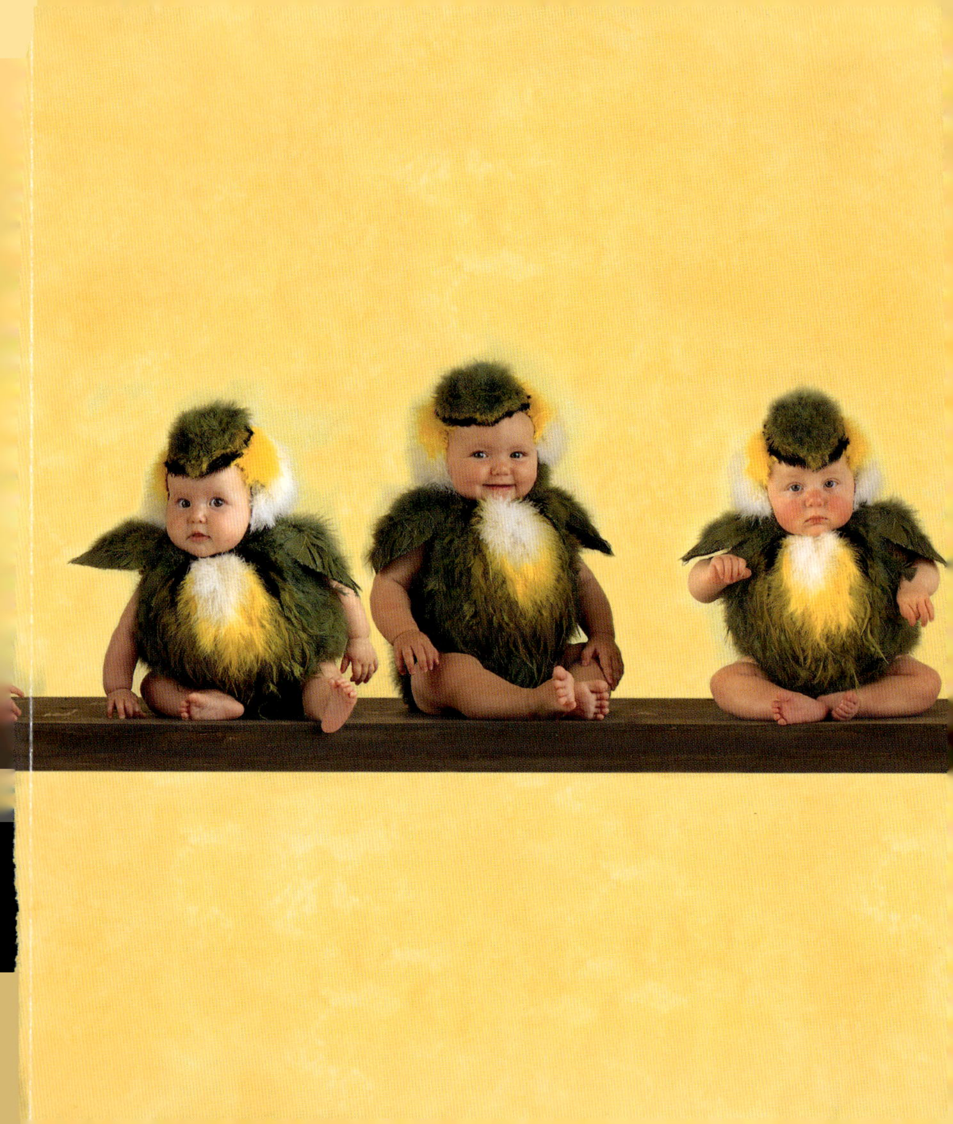

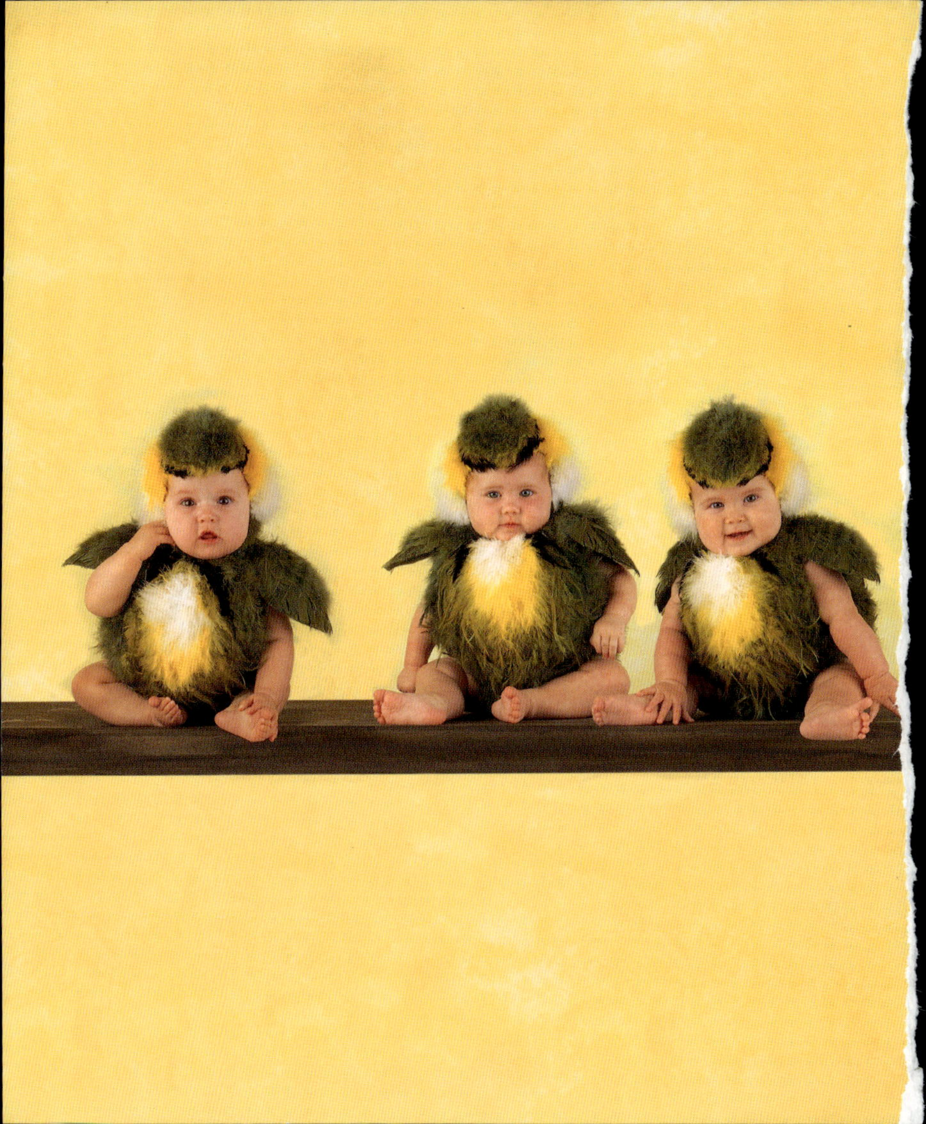

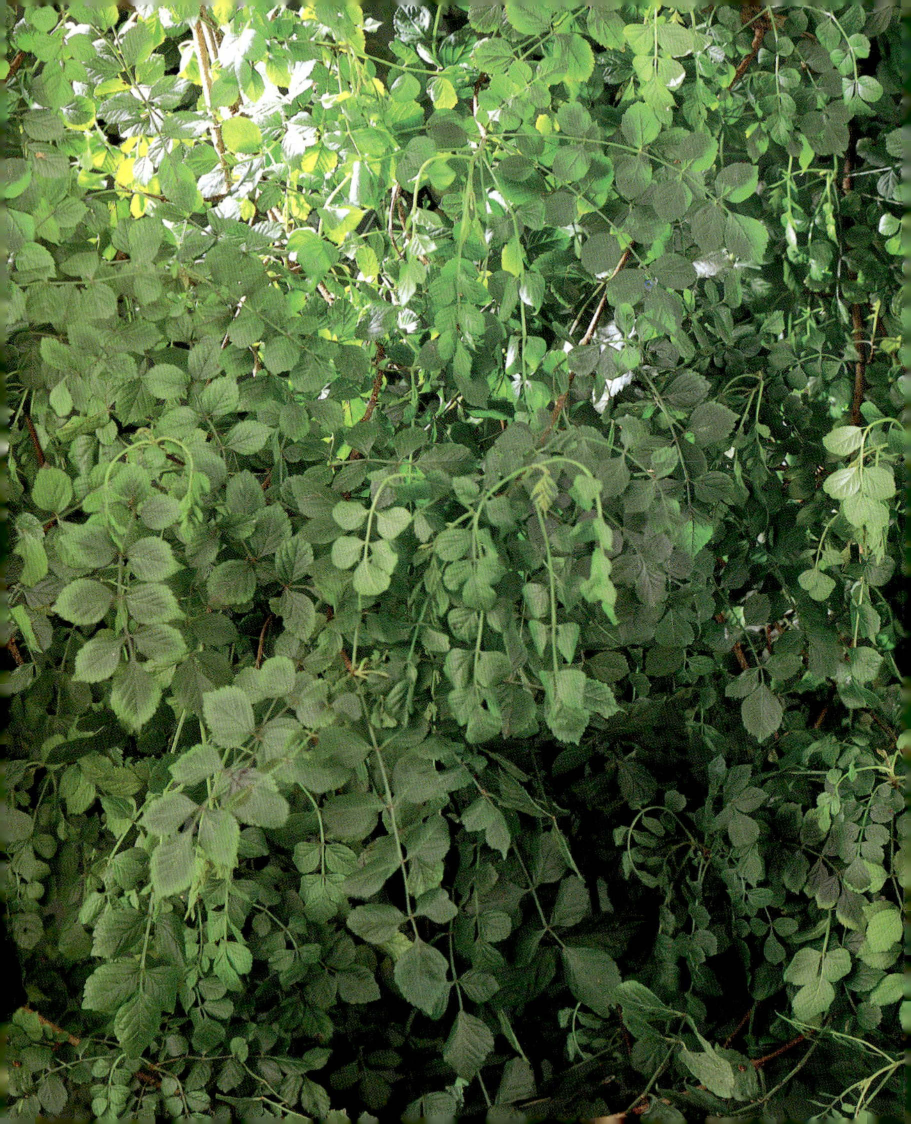

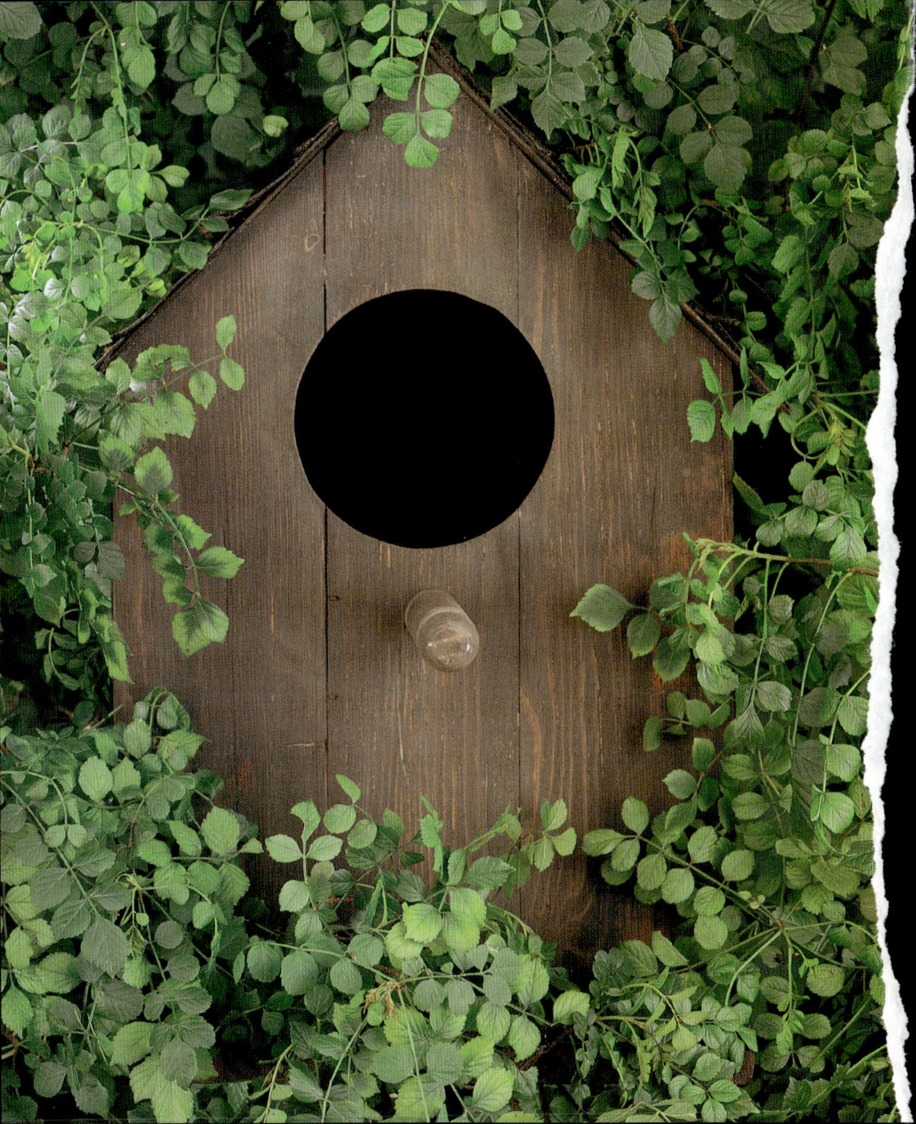

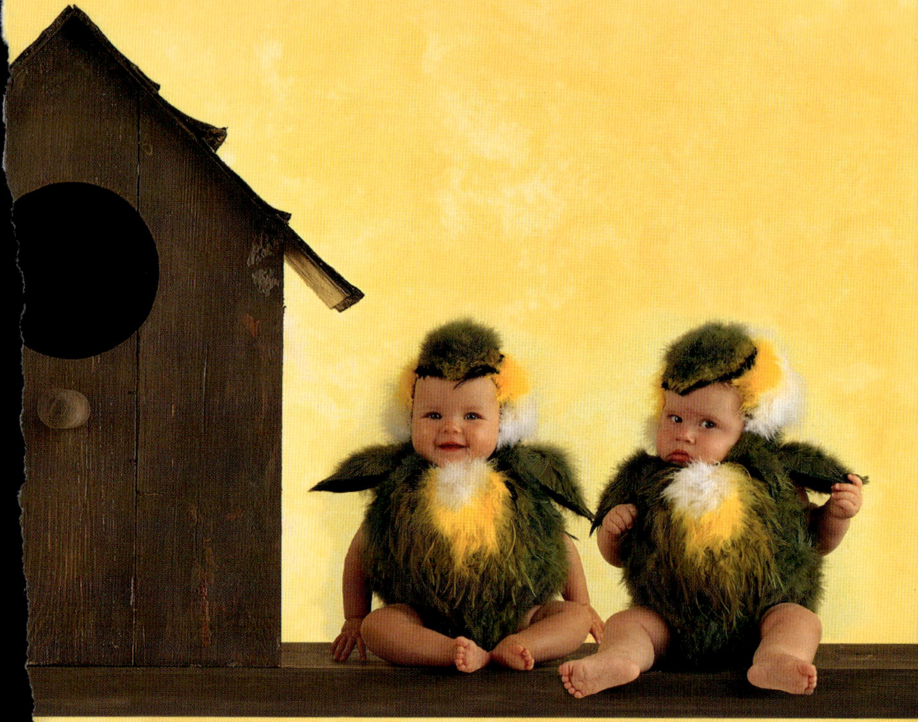

Hast du ein Vogelhaus im Garten,

wirst du nie ohne Freunde sein.

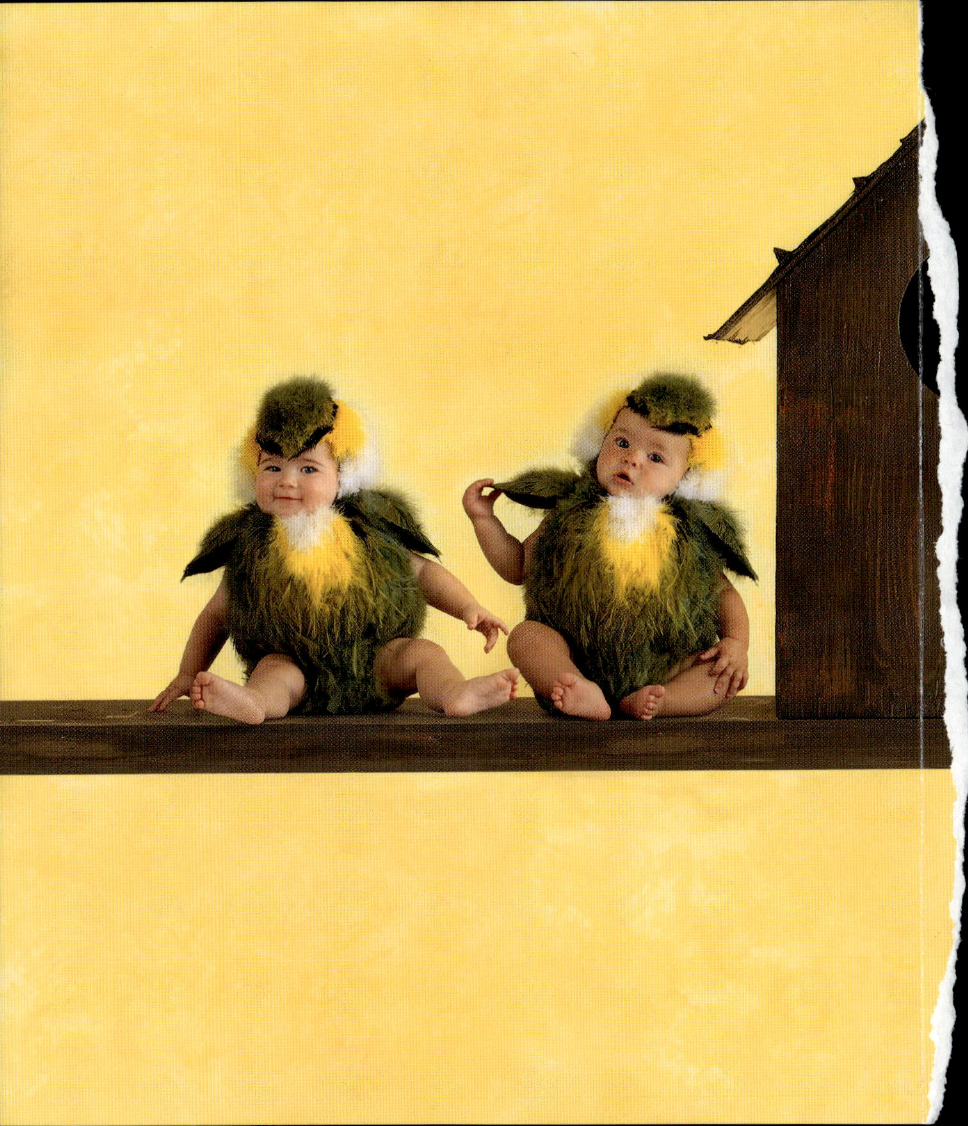

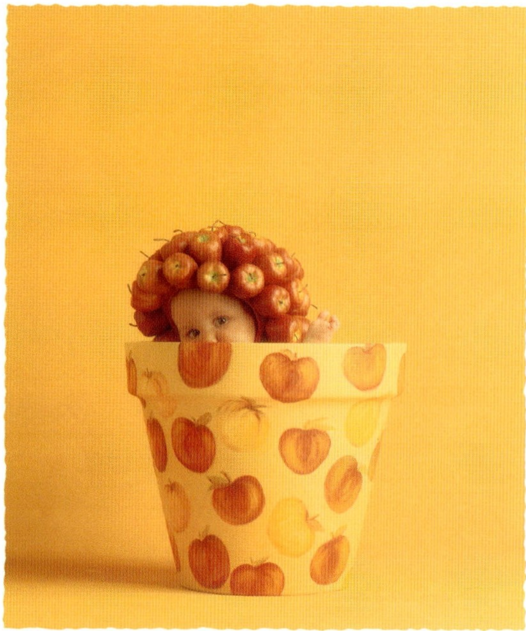

Oben: Jessie

Gegenüber: die Zwillinge Paul und John

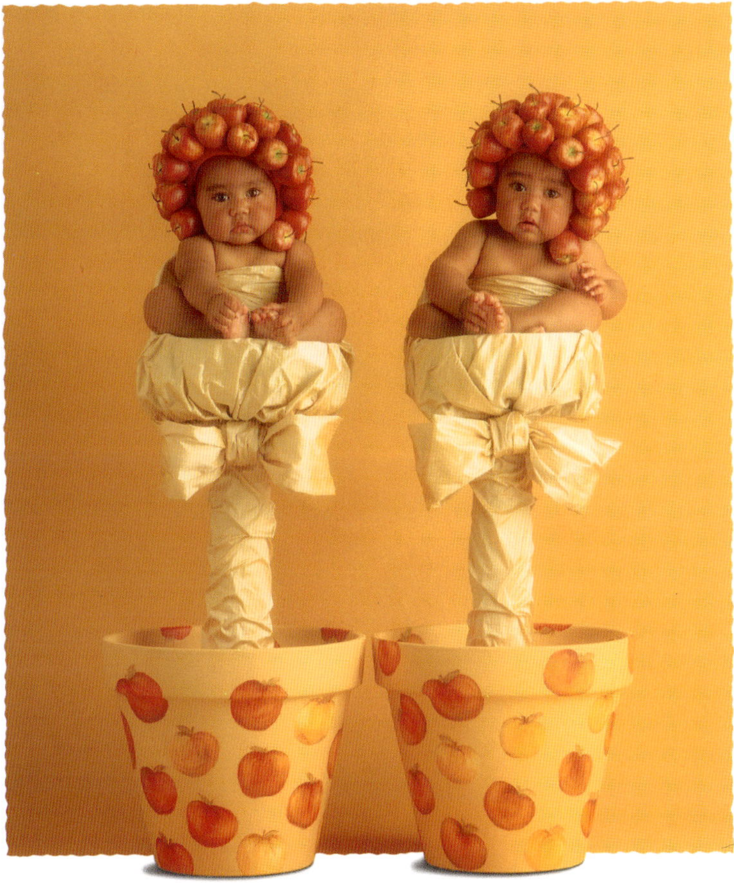

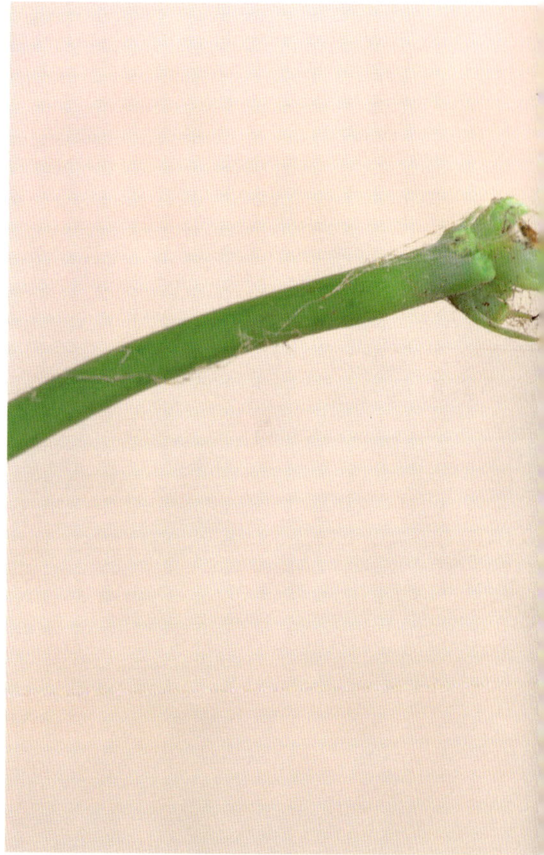

Die Knospe der Laternenblume: Elise

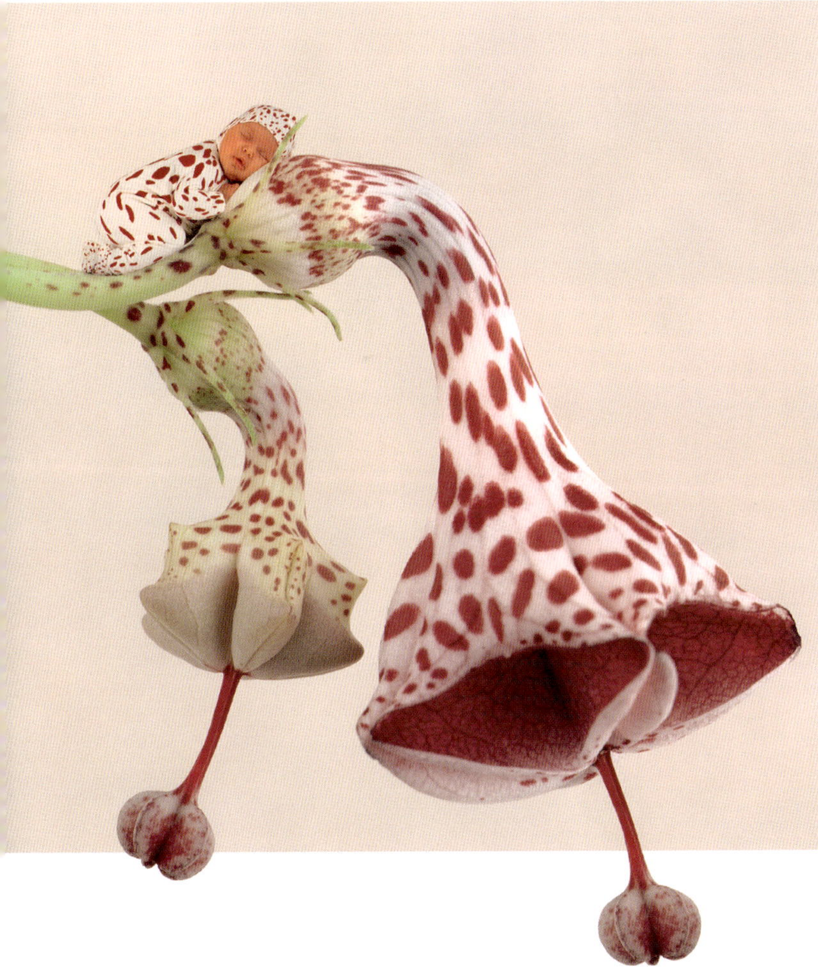

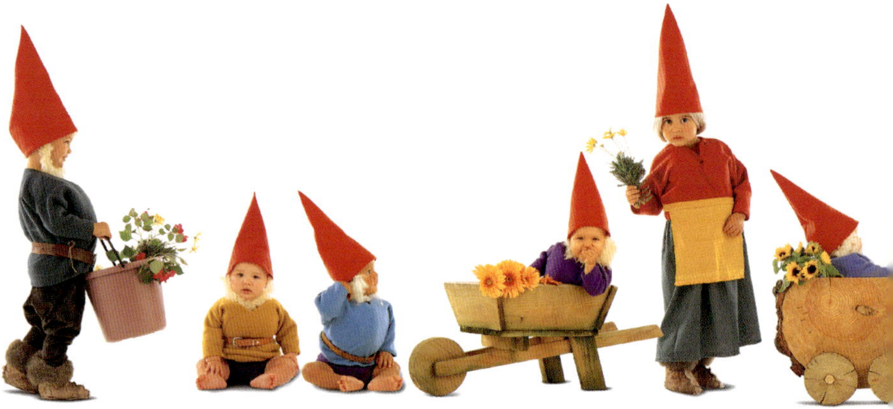

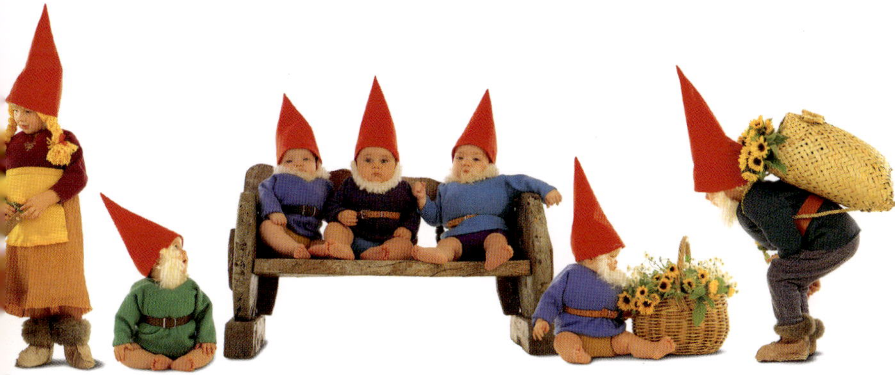

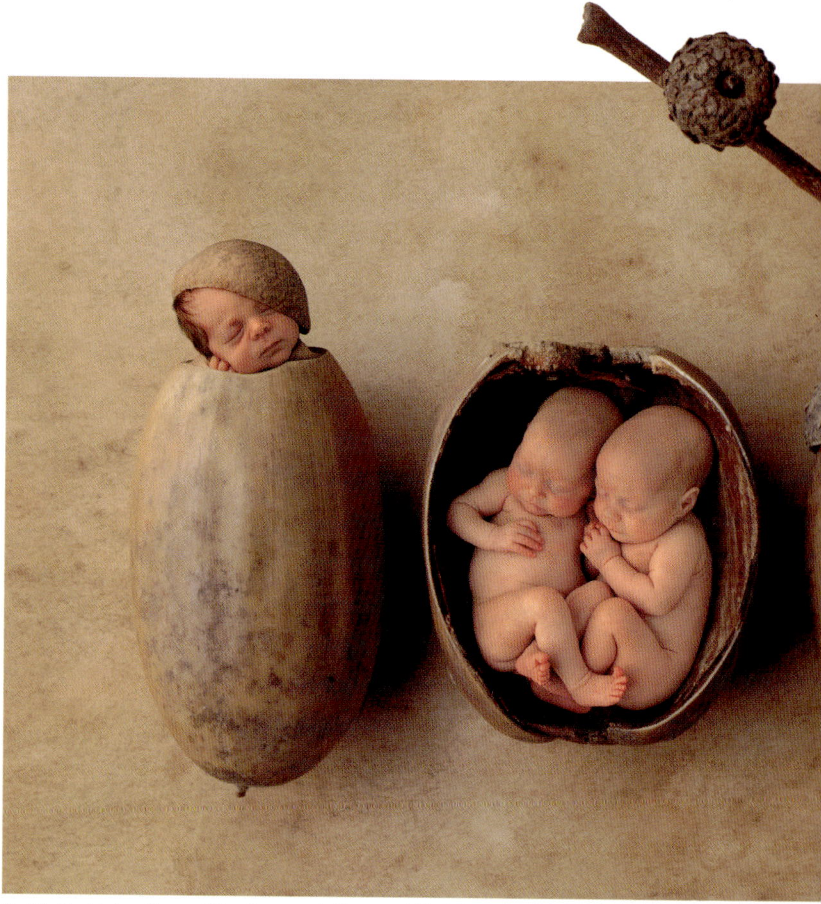

Zwei Zwillingspärchen: Evan und Dean (zusammen), Thomas und Elizabeth

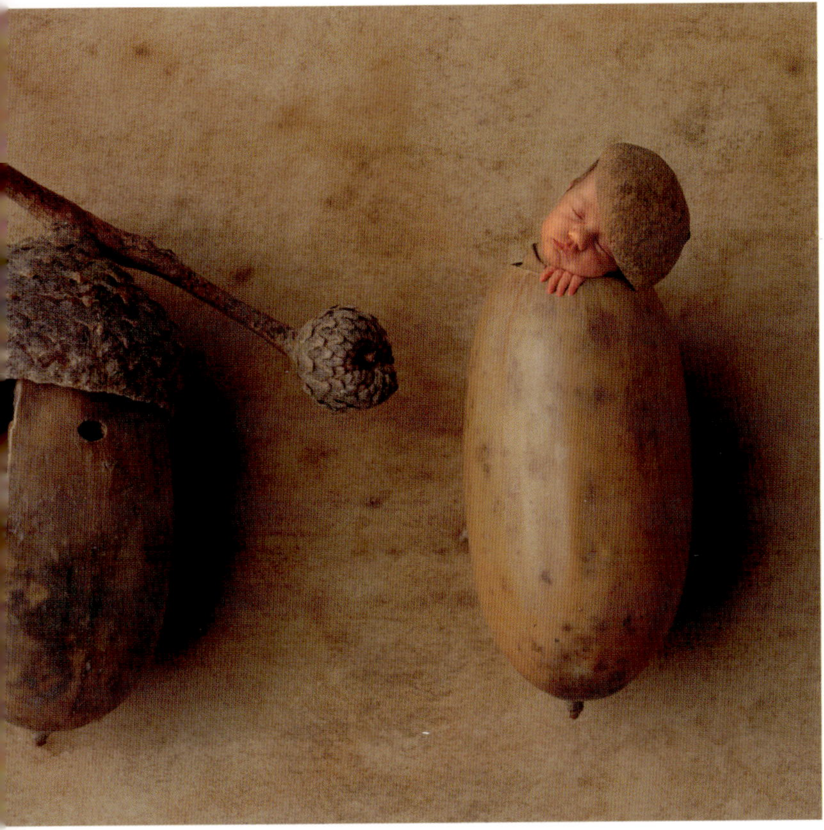

Vorsicht! Wenn im Herbst die Eicheln fallen – nicht drauftreten!

Wenn du
Vorräte anlegst
für den Winter,
sammle auch genug
für einen Freund.

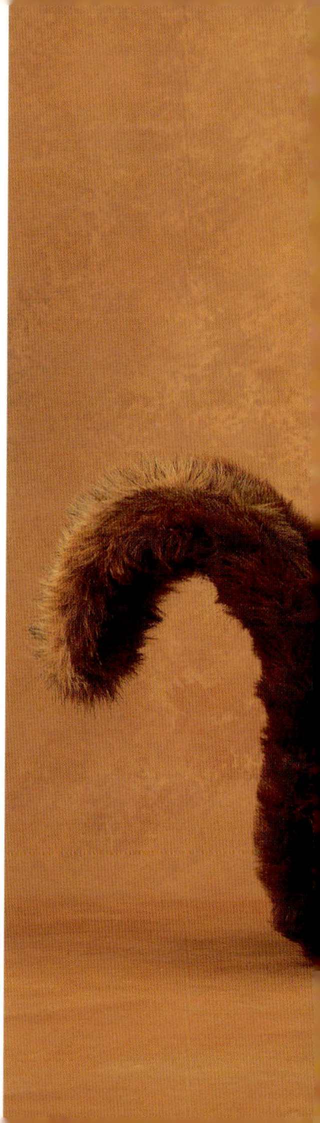

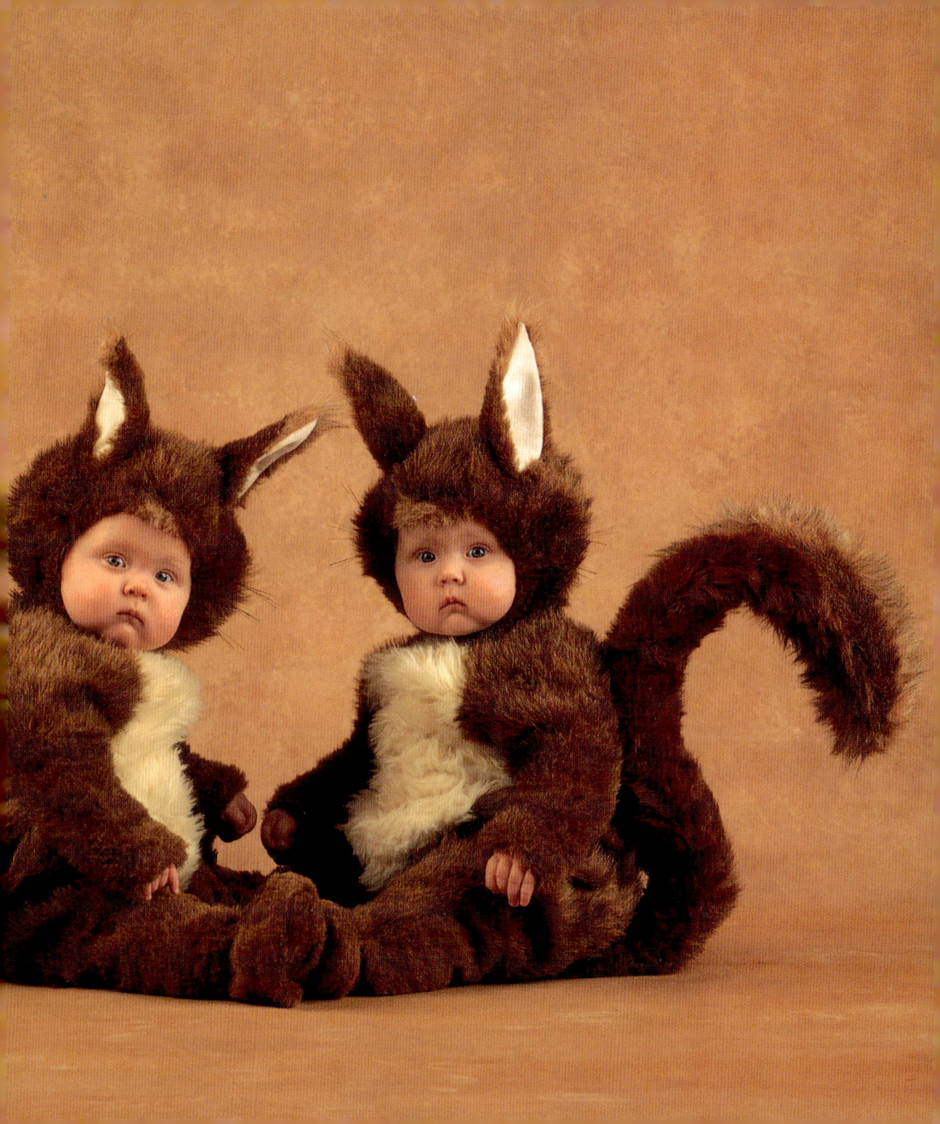

In einem Garten gedeihen
alle *Arten* von Babys prächtig.

Rotkehlchen-Baby: Eden

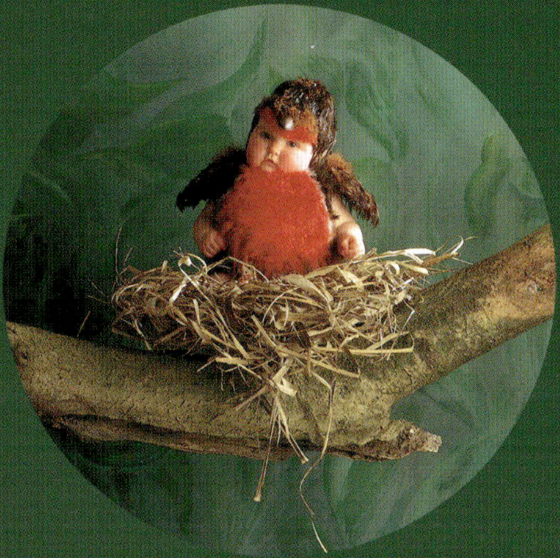

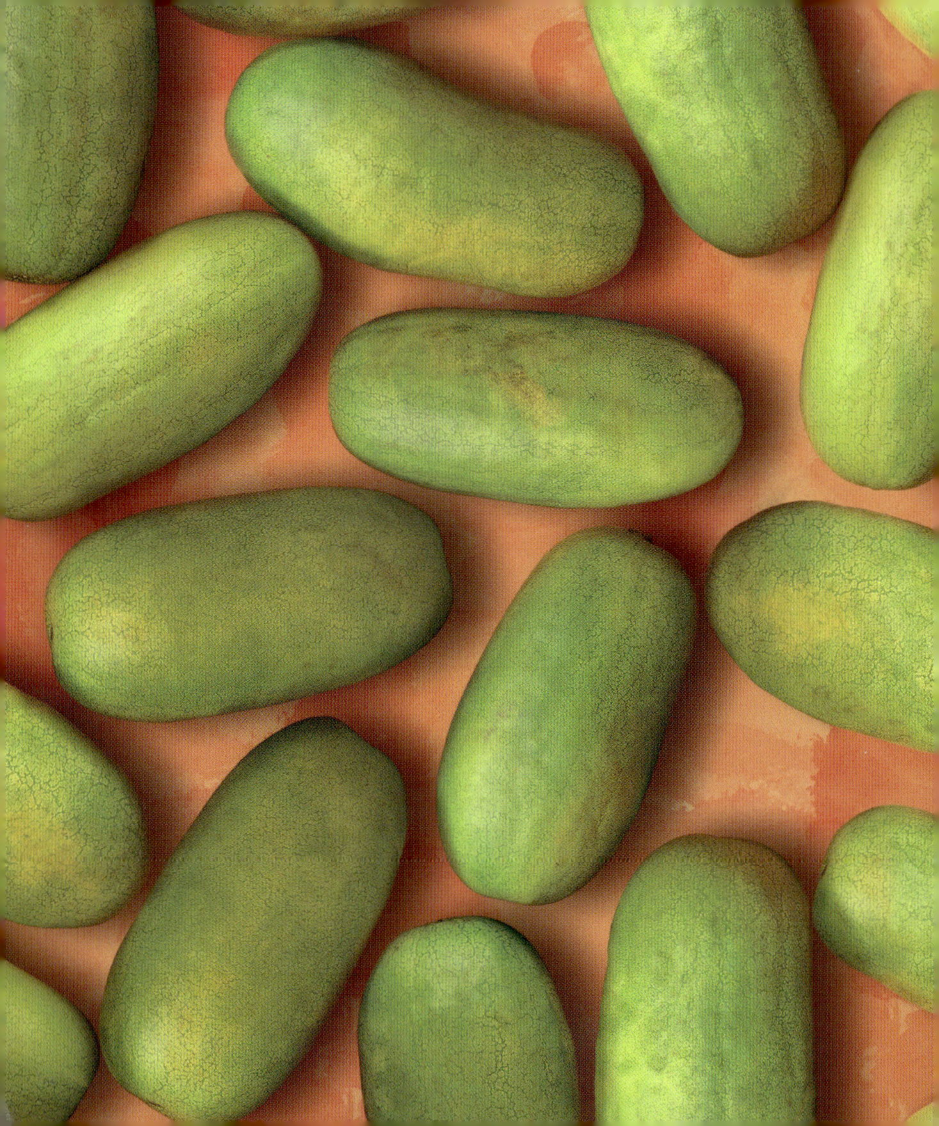

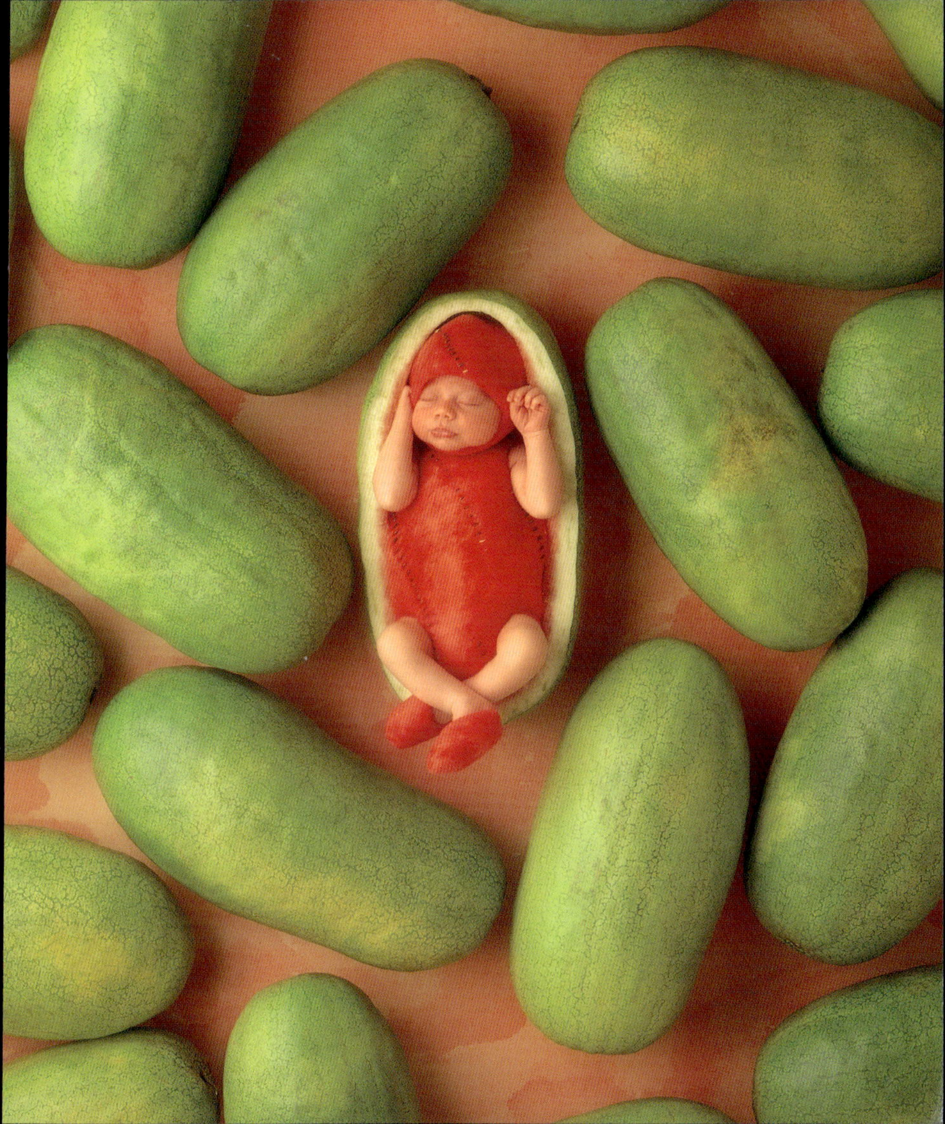

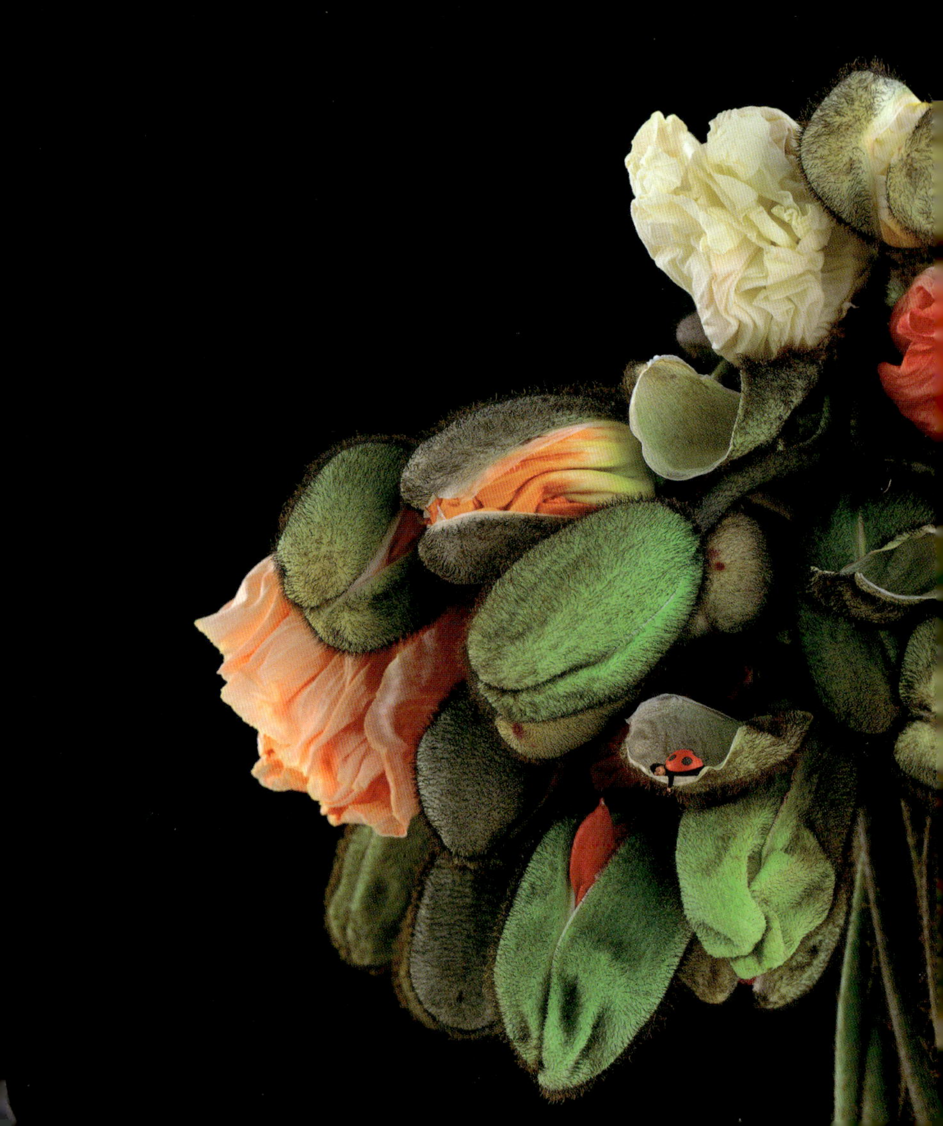

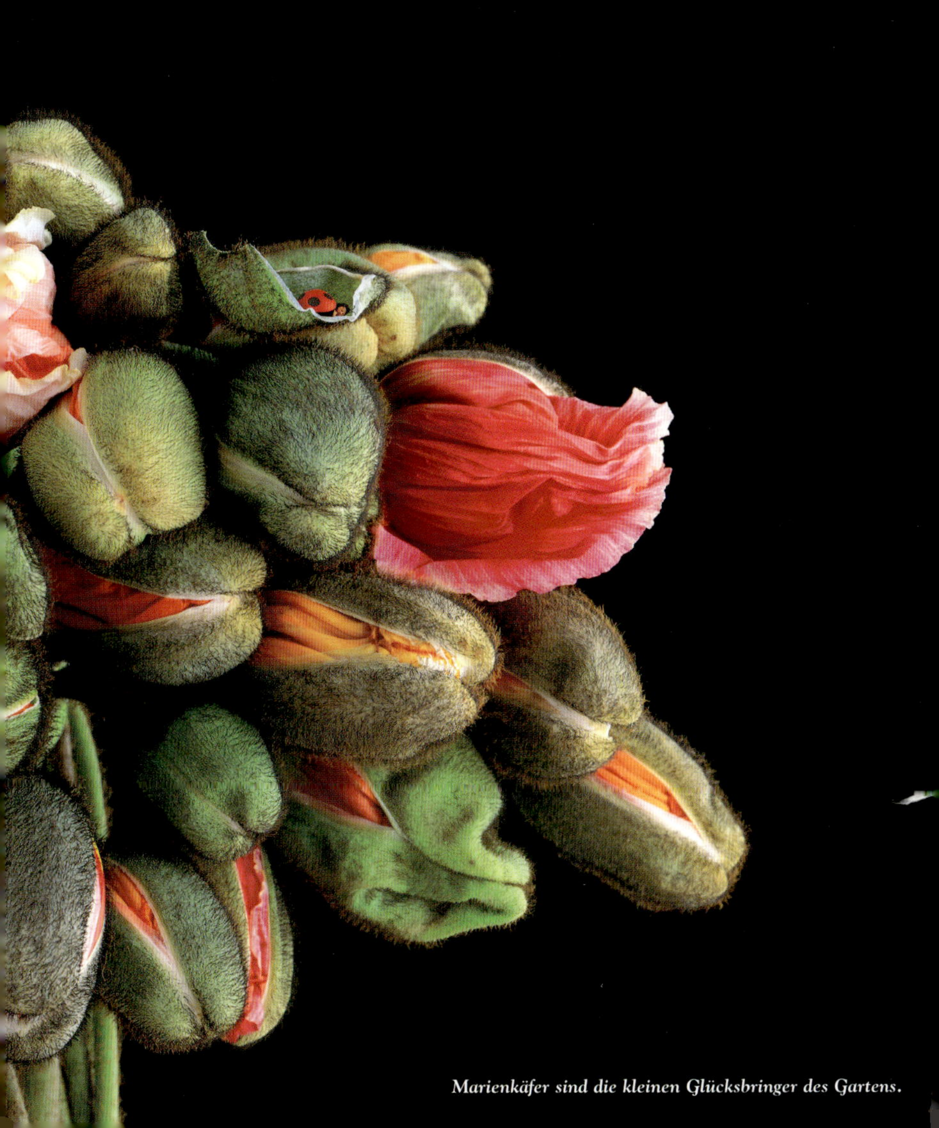

Marienkäfer sind die kleinen Glücksbringer des Gartens.

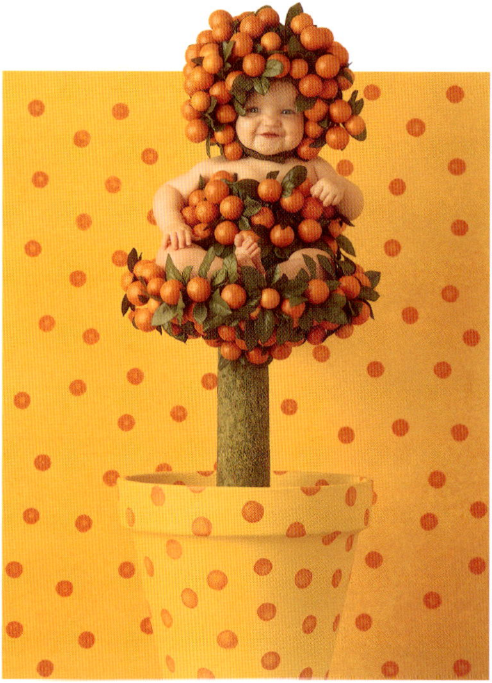

Oben: Shani Gegenüber, von links nach rechts: Shani, Joshua und Cole

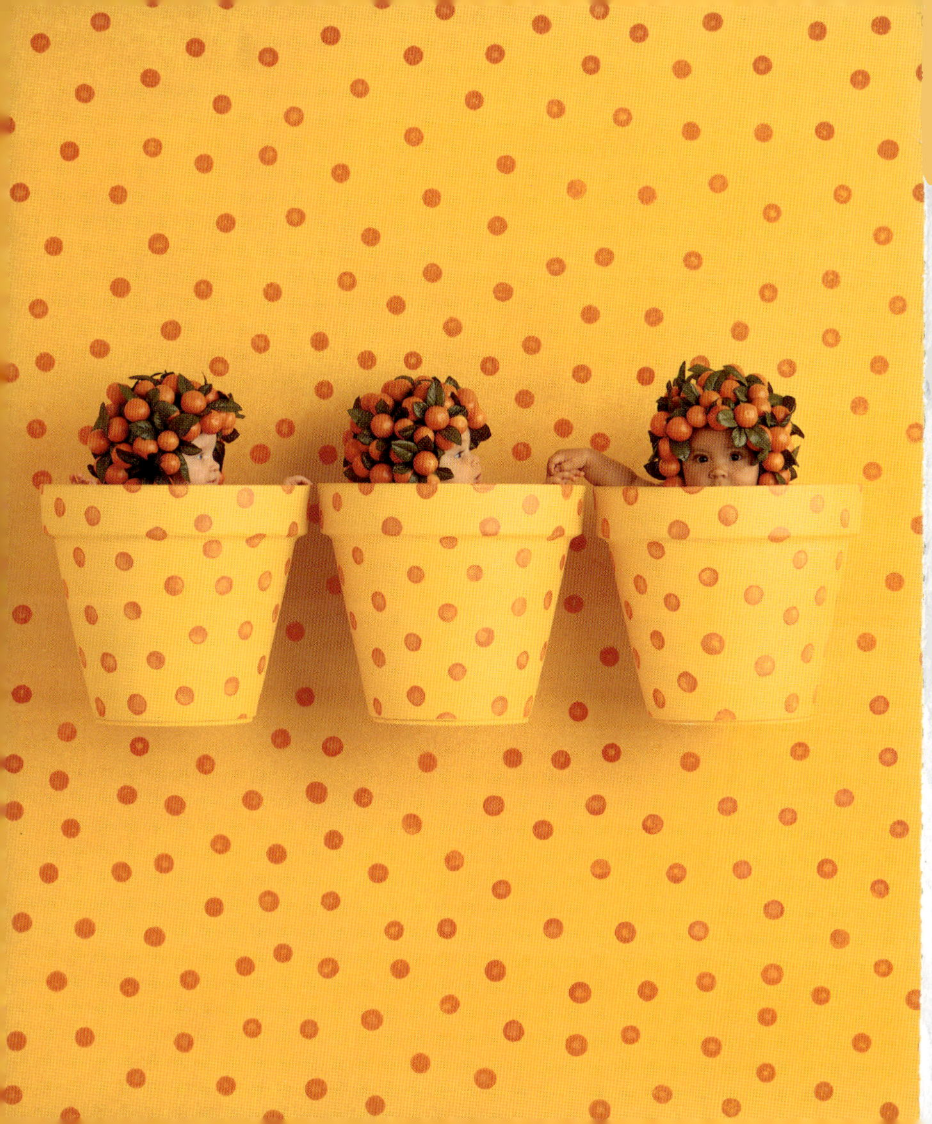

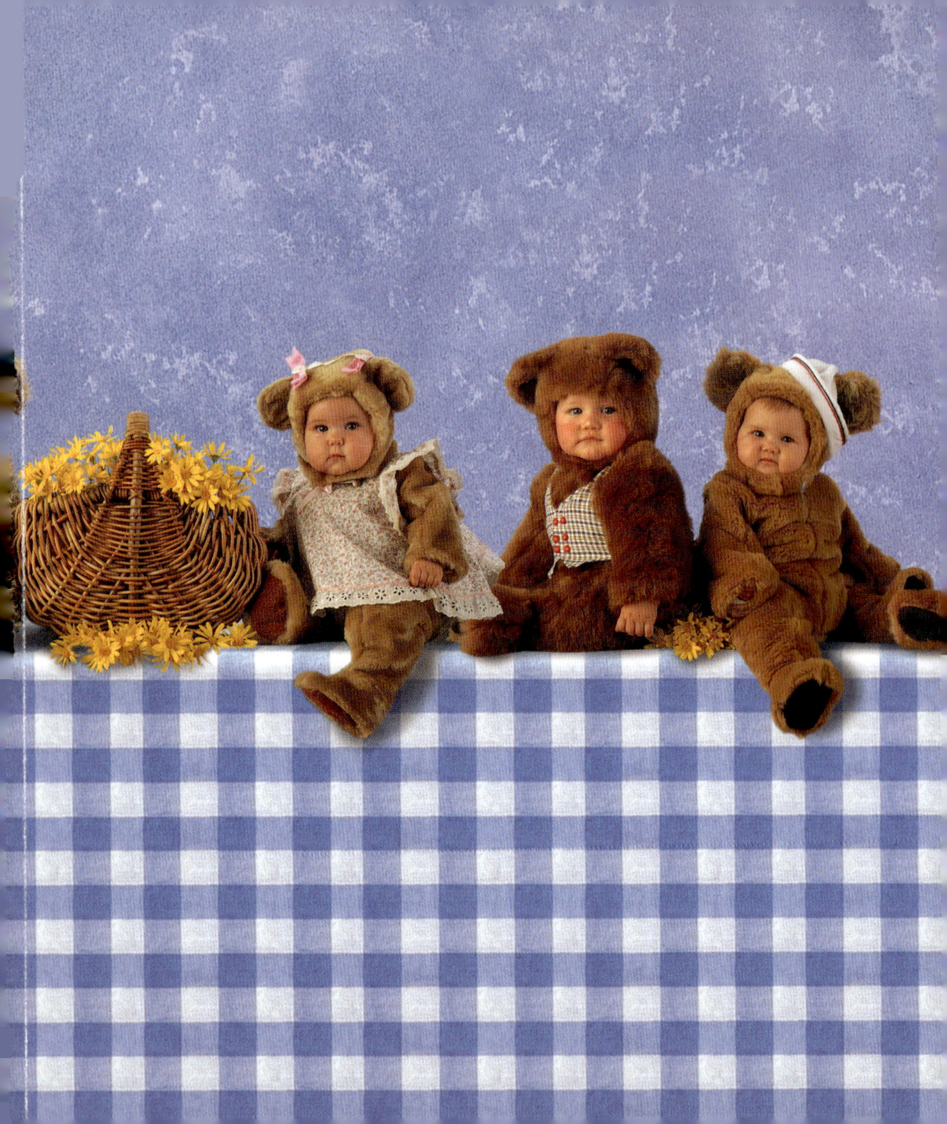

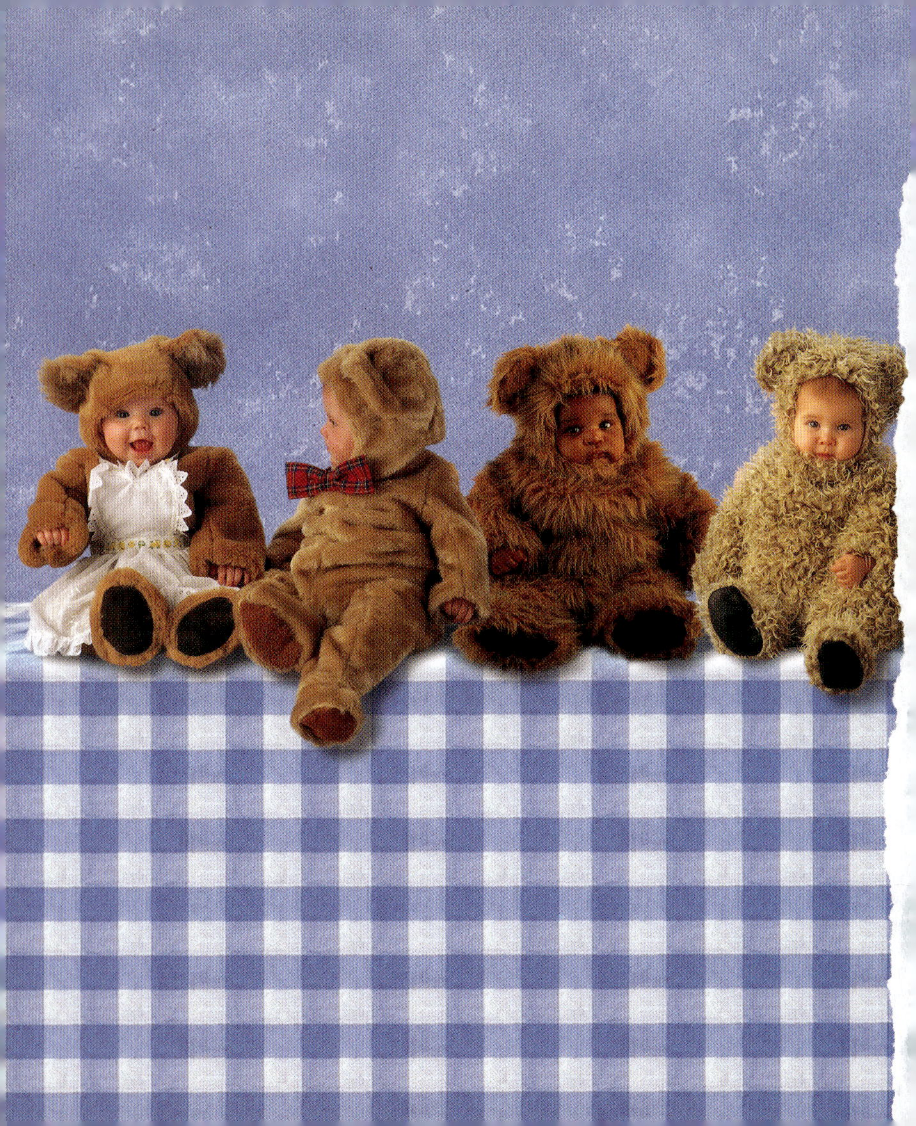

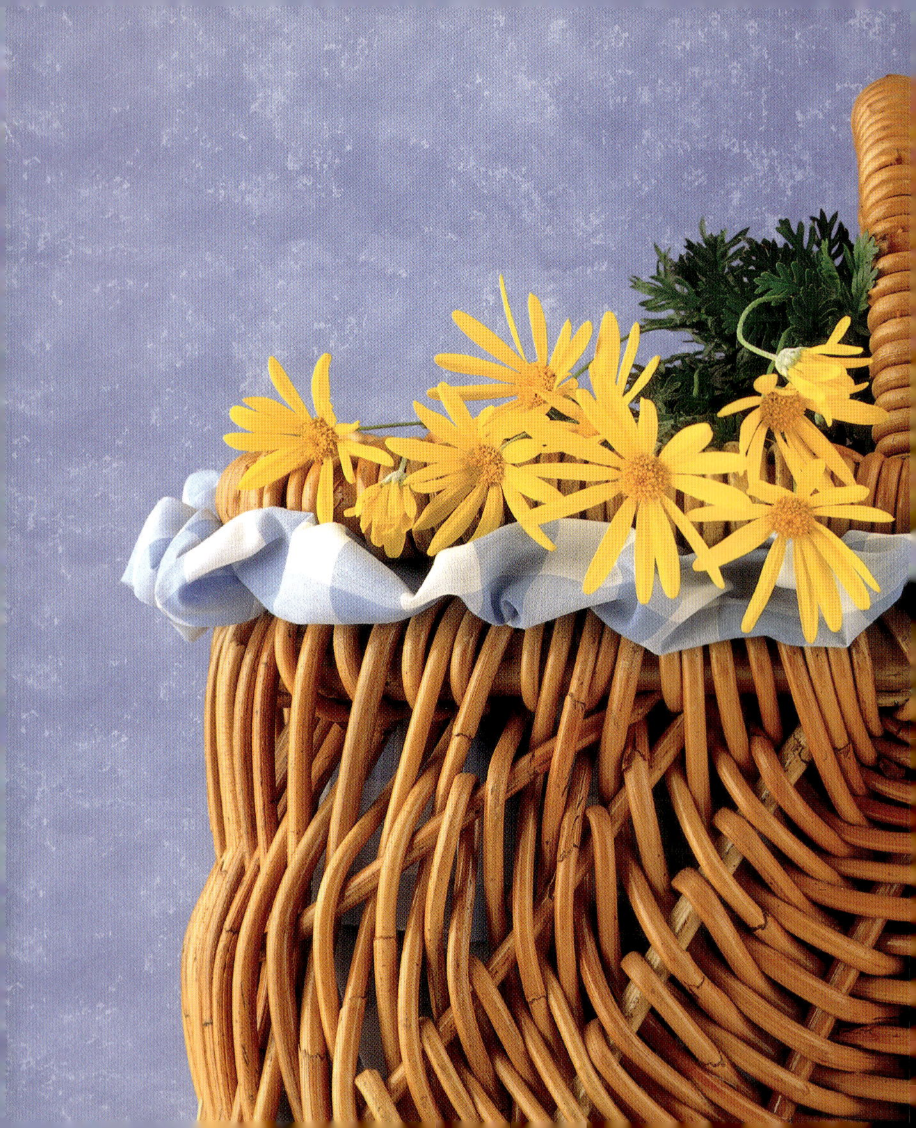

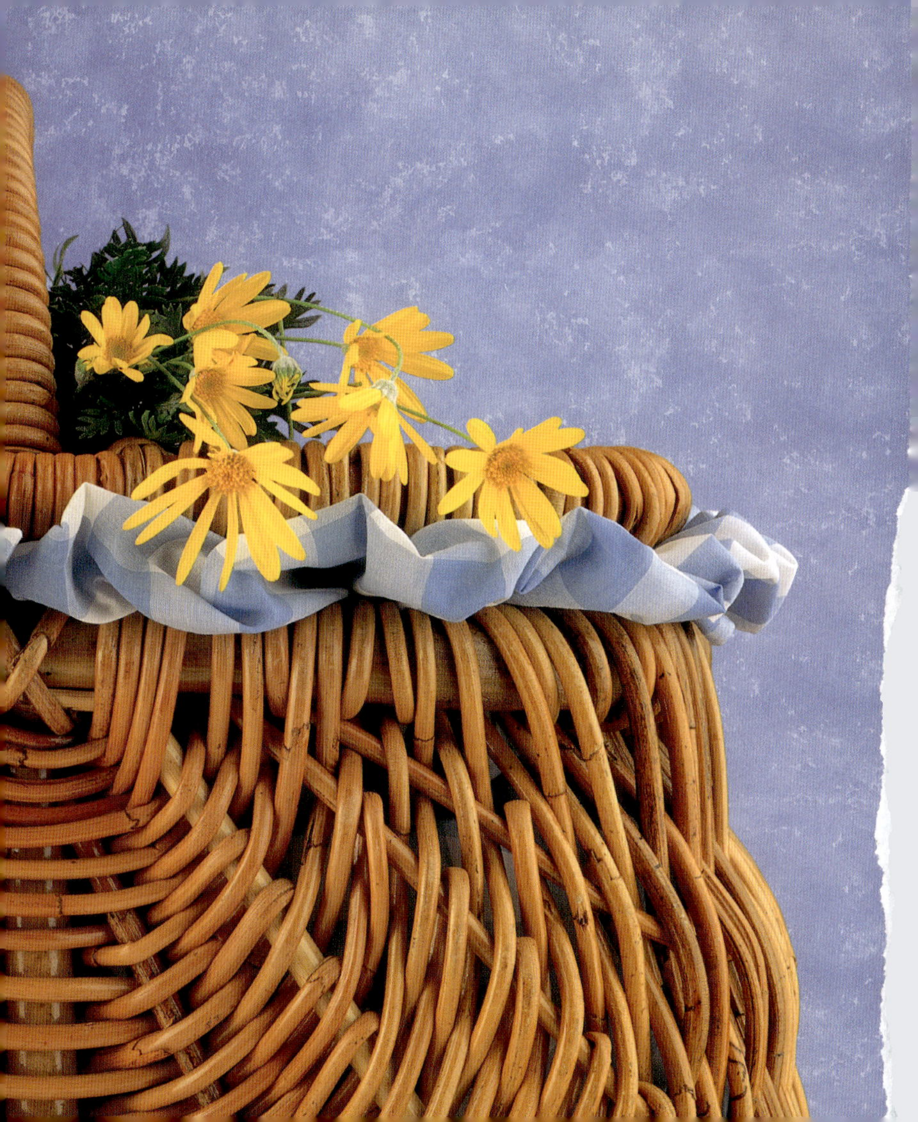

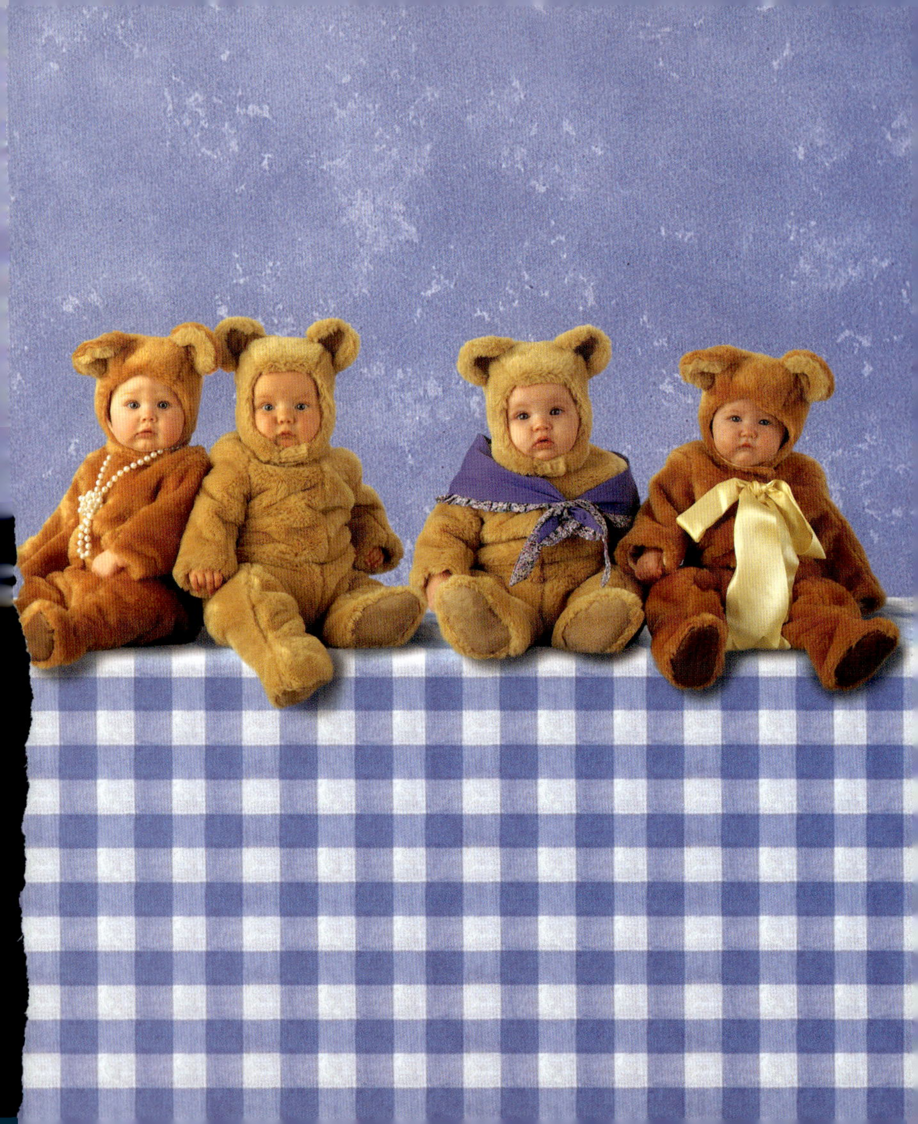

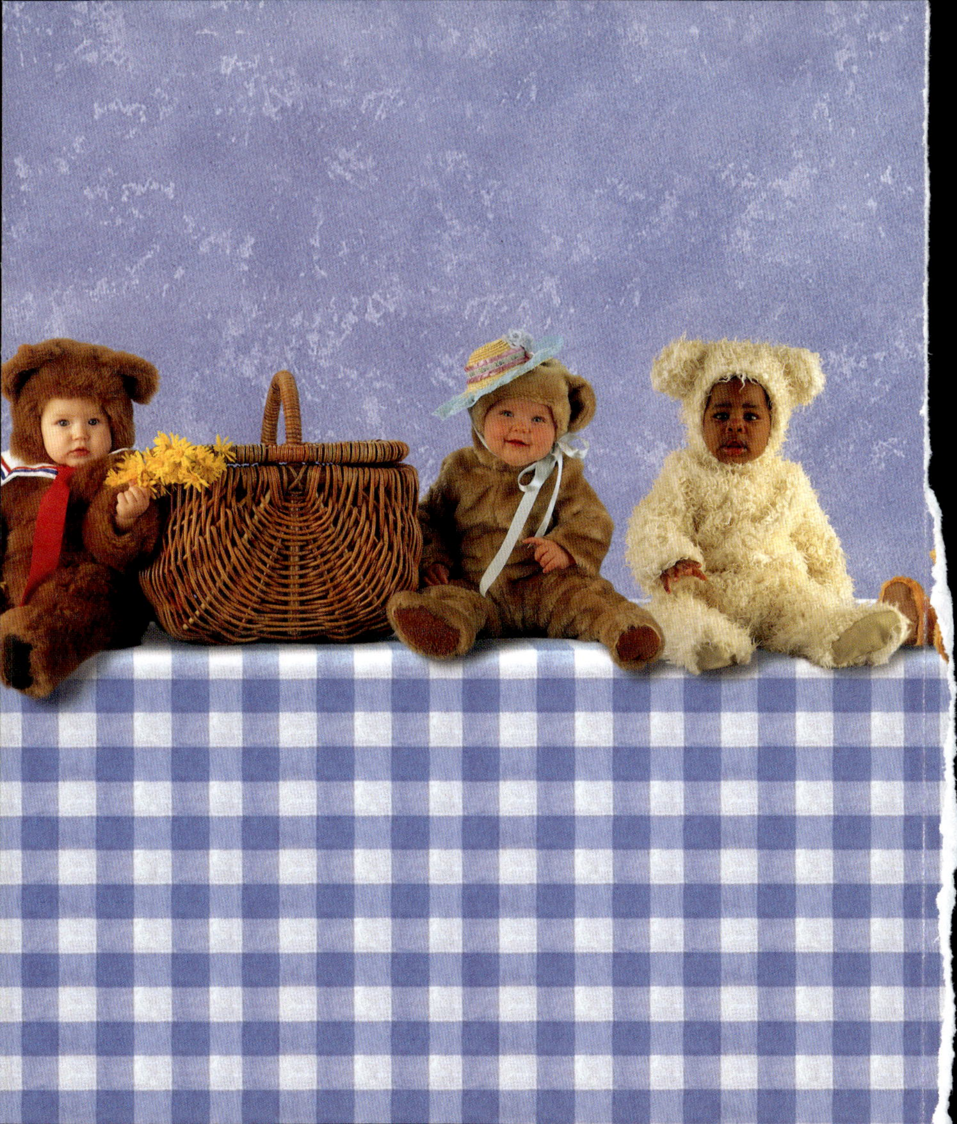

Badespaß

Froh

zu sein

bedarf

es

wenig ...

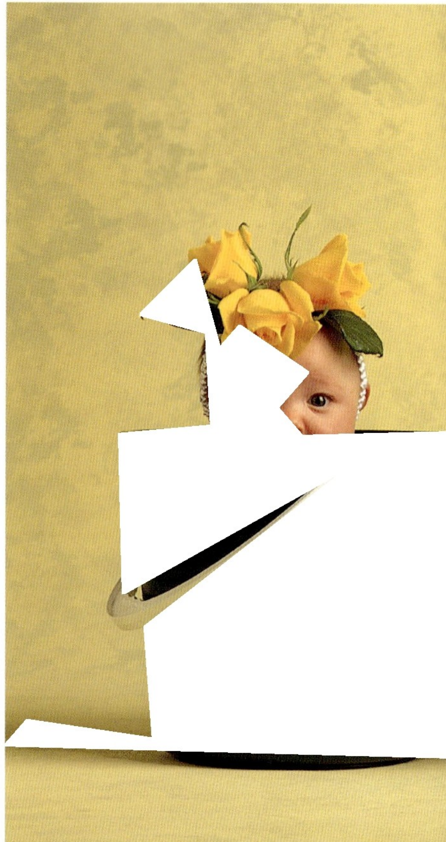

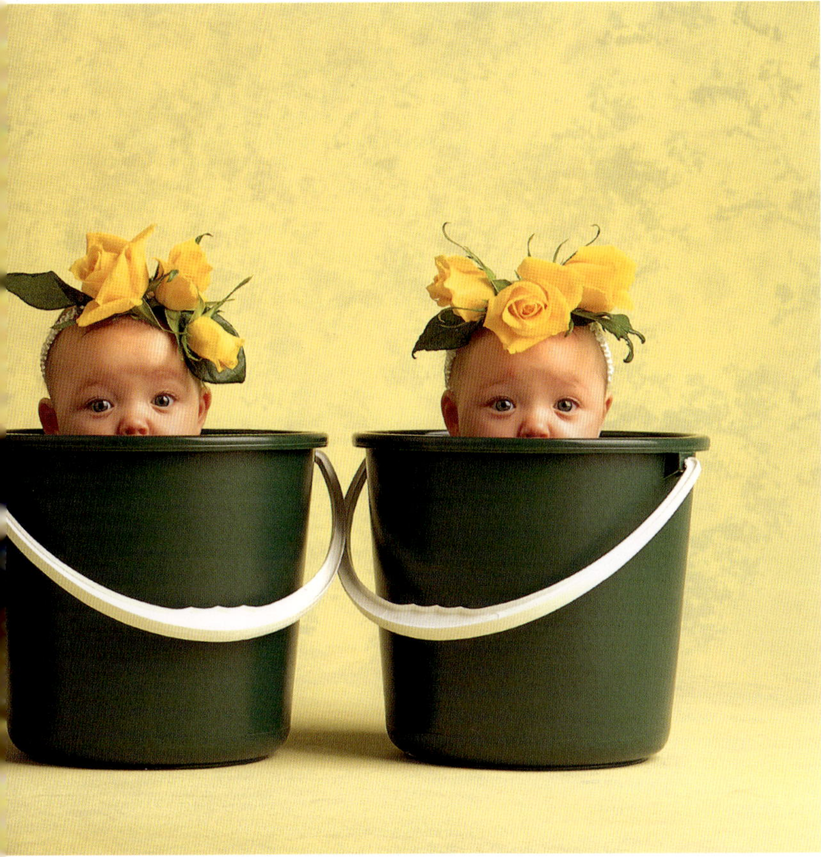

Drillinge im Bad: Alesha, Kailee und Chantelle

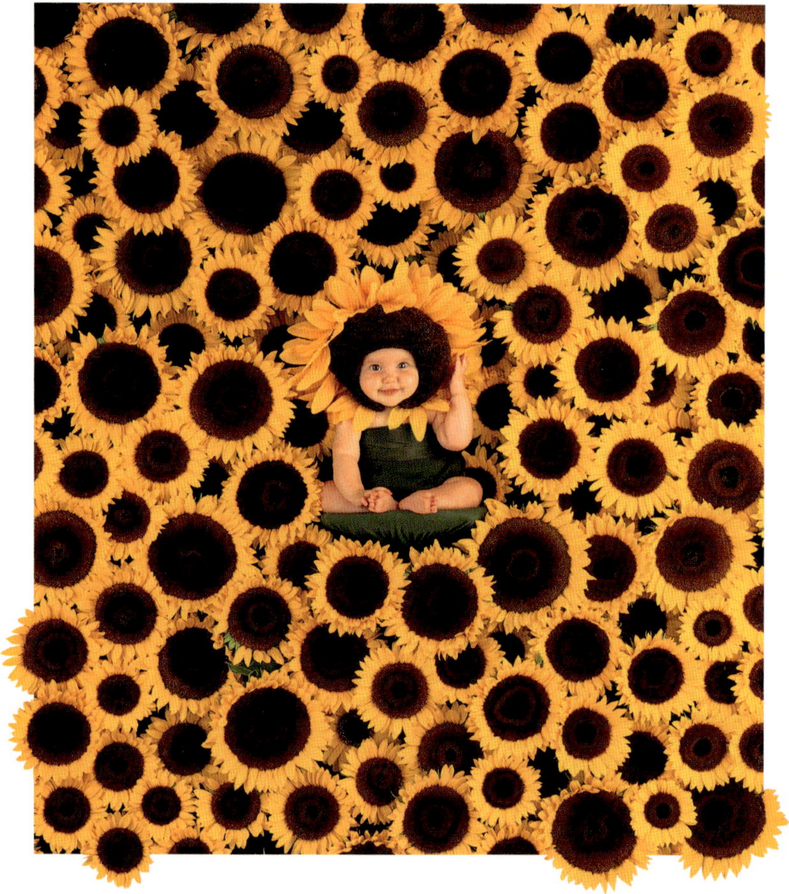

Sonnenblume: Alexandra   Sonnenblumenkerne: die Zwillinge Rahul und Alvina

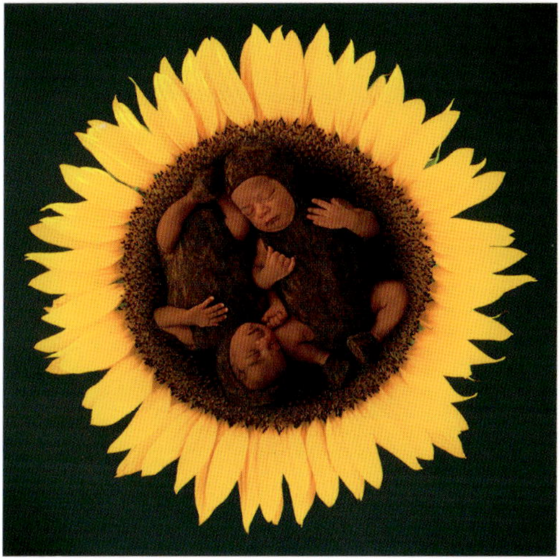

Rosen brauchen Liebe.

Schenke

sie

ihnen …

Adam

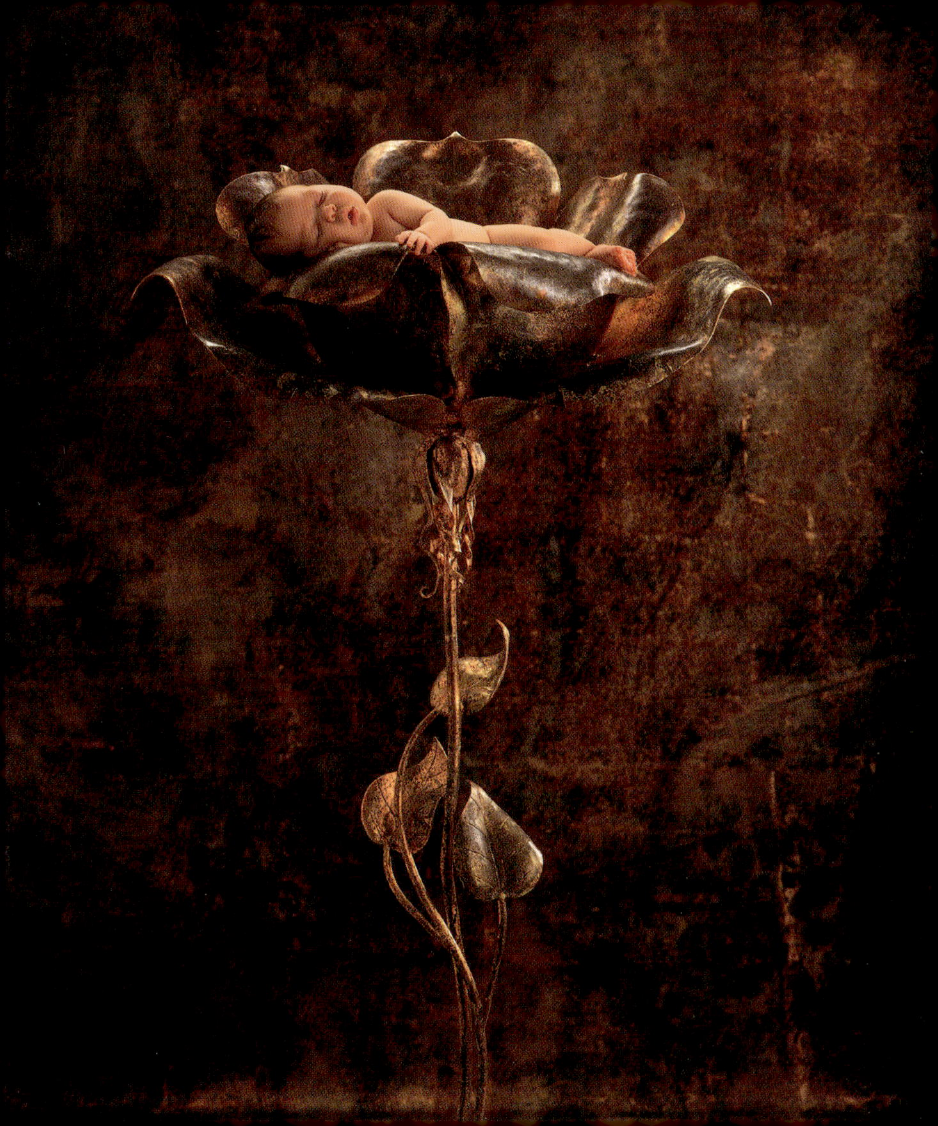

Mitwirkende

Ringelblumen-Babys	Im Uhrzeigersinn von oben links: Tyla, Shontelle, Amelia, Juan, Thaao, Aisha, Jeriel, Ashley, Danielle, Hayden, Alexandra, Jared, Anna, Reon, Daniella, Joseph, Monica, Kayla, Benjamin, Courtney, Nicole, Teran-Jane, Alex, Julius, Tayla, Ellecia, Ashleigh, Daniel, Samantha, Shaun, Callum, Alex, Jon, Paige, Samuel, Taylor und Rachael. In der Mitte: Courtney
Spannerlarven	*Li.-re.*: Emma, Tyrone, Hayley und Cara
Schmetterlingspuppen-Babys	*Li.-re.*: Harry, Bryce, Jaimee, Alexander, Jasmine, Danielle, Elijah, Nicholas und Tara
Monarchfalter	Thomas
Narzissen-Baby	Tariq
Umtopftisch	Außen, Zwerge, *li.-re.*: Scarlett, Heath, Levi und Isaac
Umtopfraum	Innen, oberes Regal: Madison, Courtney-Sue, Tiffany, Golda, Grace, Emma, Derryn, Michael, Siobhan, Alexandra, Aaron und Kayla. Unteres Regal: Tyla, Henneock, Tayla, Jessie und Brittany, Ashleigh, Gemma, Samantha, Shaquille, Erin, Evania und Leah
Geranien im Blumenkasten	*Li.-re.*: Brittany, Kirsten, Kayla, Caetlind und Ashleigh
Kakteen	*Li.-re.*: Emily, Jessica, Kate und Eden
Zuckererbsen	Linke Seite: Holly, Thomas und Elise Rechte Seite: Rebekah, Nana Yaw und Sophie
Baby-Karotten	Linke Seite: Alastair, Shimay und James Rechte Seite: Victoria, Dylan und Madeline
Hummeltopf-Trio	*Li.-re.*: Grace, Ashley und Tayla
Schlafende Hummel auf Zucchiniblüte	Tyrone
Erdbeertopf-Trio	*Li.-re.*: Brittany, Derryn und Emma
Bewohner des Erdbeerpflanztopfes	Im Uhrzeigersinn von oben: Alexander, Jarrod, Sam und Joshua
Tulpen-Babys	Roanna, Simon, Geoffrey, John, Yuki, Tracy, Clara, Shu Ya, Carly und Lauren

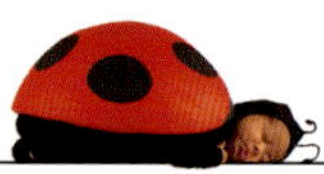

Glockenblumen	3 Zwillingspärchen. *Li.-re.:* Aimee und Justine, Monica und Anna, Alexandra und Chelsea
Teekanne, Gießkanne und Milchkrug	*Li.-re.:* Molly, Kayla und Timothy
»Mixed Berries«	*Li.-re.:* Alexander, Jasmine, Harry und Elijah
Hochzeit der Gartenzwerge	Braut und Bräutigam: Marcella und Leo
Blumenmädchen	*Li.-re.:* Danielle, Cara Rose, Jaimee (im Kinderwagen), Ashley, Jessica, Georgia, Courtney und Hayley
Elfentreffen	*Li.-re.:* Victoria, Shanna, Scarlett, Kate, Elizabeth, Eliza, Emily und Lilly
Pilze	Im Uhrzeigersinn von oben: Benjamin, Katie, Caetlind, Brittany, Michael, Michael und Katie
Zwerg	Isaac
Sittiche	*Li.-re.:* Melissa, Stephanie, Brittany, Daniella, Alexandra, Joanne, Jared, Kayla, Paige und Hayden
Zwerge	Doppelseite, *li.-re.:* Leo, Matthew, Zachary, Greer, Scarlett, Amber, Courtney, Tayla, Shani, Joshua, Joshua, Amber und Levi
Wassermelonen	Doppelseite: Joshua
Marienkäfer in Mohnblumen	Mariana und Christopher
Teddybären-Picknick	*Li.-re.:* Ashleigh, Stephanie, Brandon, Brittany, Ashleigh, Michael, Charlotte, Christopher, Kirsten, Alaina, Katie, Jordan, Laura und Katie
Marienkäfer	In der Reihenfolge ihres Erscheinens: La Shuan, Adam, Shay, Alexus, Tamika und Ebony
Kleine Hummeln	In der Reihenfolge ihres Erscheinens:: Savannah, Searah, Ebony, Armani und Tamika

*1. © *Tatler*, Mai 1995, Artikel von Katharine Hadley. *2. © *The Weekend Australian*, 5. August 1995, Artikel von Cheryl Maddocks.

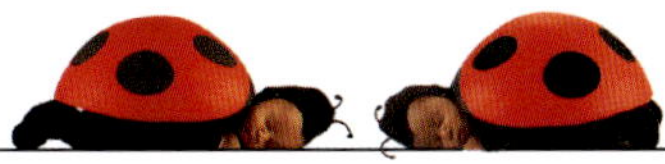

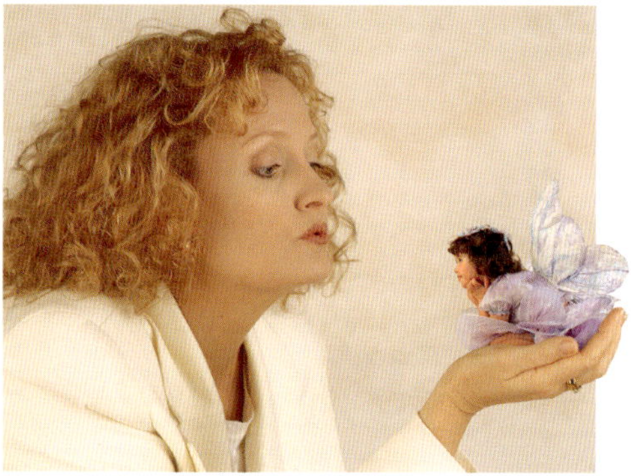

Anne und Lilly

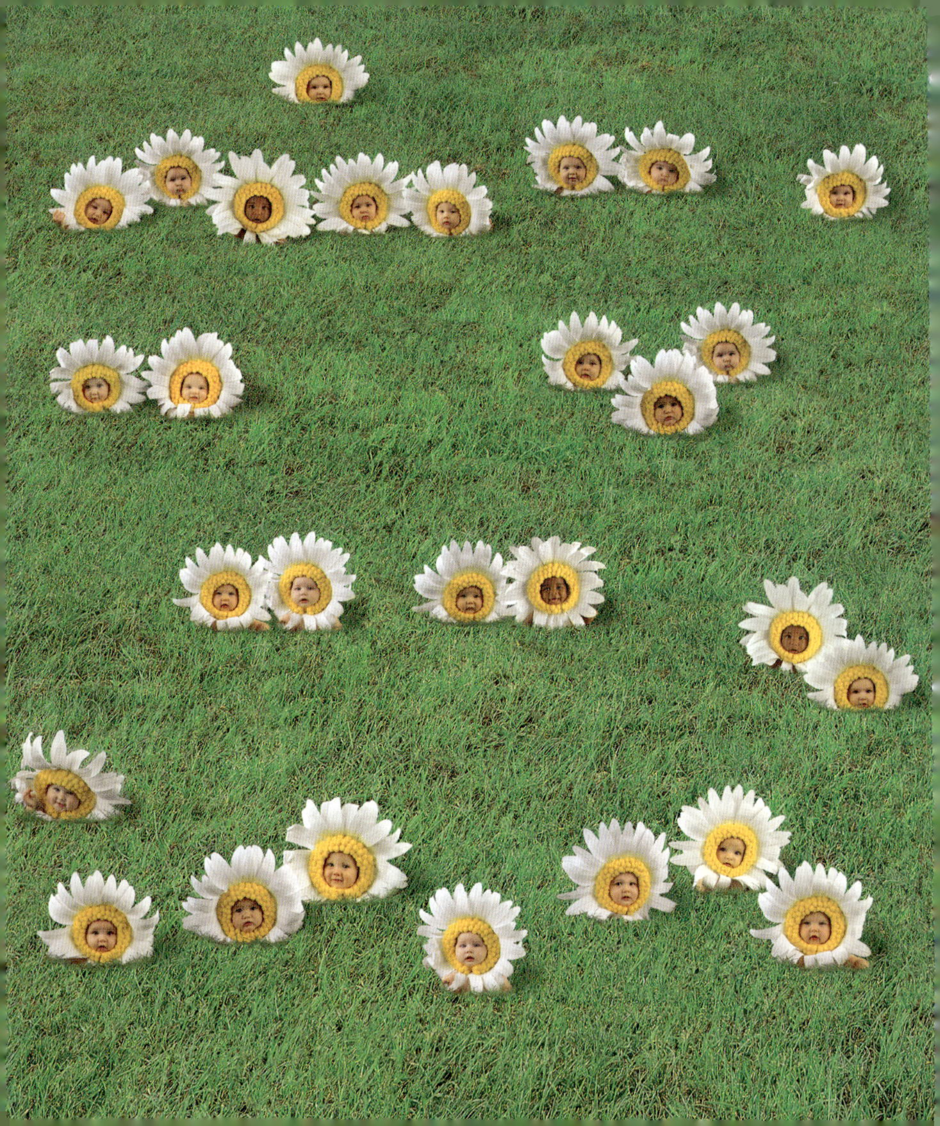